ELISABETH HAICH · SEXUELLE KRAFT UND YOGA

ELISABETH HAICH

SEXUELLE KRAFT UND YOGA

MIT 15 DARSTELLUNGEN

MIT EINEM VORWORT
VON DR. MED. HELMUT SPEER

DREI EICHEN VERLAG
MÜNCHEN + ENGELBERG/SCHWEIZ

CIP-Kurztitelaufnahme der Deutschen Bibliothek

Haich, Elisabeth:

Sexuelle Kraft und Yoga / Elisabeth Haich.
Mit e. Vorwort von Helmut Speer.
4. Aufl. — München; Engelberg/Schweiz
Drei-Eichen-Verlag, 1984.
ISBN 3-7699-0421-4

ISBN 3-7699-0421-4

Verlagsnummer 421

4. Auflage 1984

Gesamtherstellung: Isar-Post, Landshut

Dieses Buch widme ich

den Unbescheidenen und Anspruchsvollen,

die sich nur mit dem Allerhöchsten begnügen können

INHALT

VORWORT

DIE SOGENANNTE MODERNE TIEFENPSYCHOLOGIE *ist bei ihren theoretischen Forschungen und bei der praktischen Ausübung der Psychotherapie ganz von selbst mit der Mythologie und der Religion in Berührung gekommen. Sagen und Märchen werden unter tiefenpsychologischen Gesichtspunkten gesehen und verstanden. Auch die Mystik und die Alchimie des Mittelalters werden in die tiefenpsychologische Forschung einbezogen. Ebenso haben sich mit den östlichen Philosophien und Religionen vielfach Berührungspunkte ergeben. Besonders deutlich ist die Beziehung zwischen Yoga und Tiefenpsychologie.*

Allerdings ziehen die tiefenpsychologischen Forscher aus der Tatsache der mannigfaltigen Berührungen zwischen Tiefenpsychologie und Yoga verschiedene Schlüsse. Tiefenpsychologie und Yoga werden einander mehr oder weniger gleichgesetzt, Erfahrungen durch Yoga und Meditation werden als tiefenpsychologische Symbolik verstanden, oder der Yoga wird gar durch die Tiefenpsychologie zu erklären versucht.

J. H. Schultz stellt viele Gemeinsamkeiten fest zwischen der Oberstufe des autogenen Trainings und dem Raja-Yoga. Er hält auch für die Arbeit des autogenen Trainings den Vergleich mit der Technik des Hatha-Yoga für besonders lehrreich. Danach entsprechen die passiven Liegeübungs- und Sitzübungshaltungen des autogenen Trainings zwei Asanas des Hatha-Yoga, nämlich der Grundsitzhaltung und der Totenhaltung. Zu den Hatha-Yoga-Übungen, die mit Bewegungen verbunden sind, und zur Yoga-Atmung hat das autogene Training nach Ansicht von Schultz keine Beziehung. Schultz hofft durch das autogene Training den Realbestand des Yoga genauso erobern zu können, wie nach seiner Ansicht der Realbestand des mystischen Magnetismus durch die rationale Hypnotherapie erobert wurde.

Das autogene Training ist aber in Wirklichkeit keine Methode, die das Wesen des Hatha- oder Raja-Yoga wissenschaftlich festgestellt und ausgewertet hat, sondern es ist ein noch nicht richtig verstandener, ein halbverstandener Yoga. Die Eroberung des Realbestandes des Hatha-Yoga und Raja-Yoga durch das autogene Training kann sich nur so vollziehen, daß das autogene Training zum Yoga wird. Dabei ist zu beachten, daß es zwar verschiedene Yoga-Wege, das heißt verschiedene Yoga-Formen, aber nur ein Ziel beim Yoga gibt.

Auch als halbverstandener Yoga ist das autogene Training heute sicher eine der segensreichsten Methoden der Psychotherapie. Wie segensreich könnte dann erst ein richtig verstandener Yoga für die Tiefenpsychologie und die Psychotherapie sein!

Langen hält die höchsten Bewußtseinszustände, welche durch Yoga-Übungen und Meditation erreicht werden können, für Formen der Hypnose. Die Tatsache, daß Yoga und Meditation sorgfältig in den Bereich der tiefenpsychologischen Forschung einbezogen werden, halten wir für durchaus richtig. Nur darf diese Forschung nicht in dem Versuch bestehen, die Phänomene des Yoga und der Meditation mit dem bisherigen Stand unseres tiefenpsychologischen Wissens erklären zu wollen. Dies führt zu Fehlschlüssen. Die Forscher müssen vielmehr zunächst einmal selbst einige Jahre Yoga-Übungen machen und meditieren und dann zu beschreiben versuchen, was sie erlebt haben.

Nach solchen Forschungen würden die Tiefenpsychologen dann in der Lage sein, Zustände erweiterten Bewußtseins von Zuständen verminderten Bewußtseins unterscheiden zu können. Auch über das Wesen der Erscheinungen, die sie heute alle der Hypnose zuordnen, würden sie dann mehr Klarheit gewinnen.

Zu Beginn der tiefenpsychologischen Ära wurde das Vorhandensein des Unbewußten von vielen Psychiatern auf Grund ihres theoretischen Wissens abgelehnt. Wer damals schon durch tiefenpsychologische Arbeit an sich selbst und an Patienten die Macht des Unbewußten praktisch erfahren hatte, konnte über diese Ablehnung nur lächeln. Ähnlich geht es uns jetzt, wenn wir die tiefenpsychologischen Abhandlungen über Yoga und Meditation lesen. Wer längere Zeit Yoga und Meditation übt, erlebt deutlich den Unterschied zwischen dem heutigen Stand der Tiefenpsychologie und dem Yoga. Die höchsten Stufen der Yoga-Übungen und der Meditation sind nämlich keine hypnotischen Zustände mit verringertem oder eingeengtem Bewußtsein, sondern es sind Zustände allerhöchster Bewußtheit mit einer großen Bewußtseinserweiterung.

Jung bezeichnet die tiefenpsychologische Analyse als die heutige Form der Einweihung, der Initiation. Die innerseelischen Vorgänge, die sich bei der Analyse abspielen, werden von ihm mit der Entwicklung verglichen, die ein Mensch vor und bei der Einweihung durchmacht. Jung hält die großen östlichen Philosophen für symbolische Psychologen. Den »Diamantleib« des Ostens, den »Auferstehungsleib« der Christen, sieht Jung als merkwürdige psychologische Tatsachen an. Er hält auch die ganze mittelalterliche Alchimie für psychologische Symbolik. Jung spricht vom Selbst und vom Weg zum Selbst, er spricht von Christus als Archetypus.

Jung hat sicher recht, wenn er fordert, daß das sogenannte Metaphysische psychisch erfahrbar sein muß, da es sonst gar nicht auf den Menschen wirken könnte. Jung will über das Metaphysische keine Aussagen machen, sondern die Form beschreiben, in der das Metaphysische psychologisch erfahrbar ist. Diese Form ist für ihn das Symbol.

Deshalb bleibt es bei Jung offen, ob das Selbst, von dem er spricht, das gleiche ist wie das Selbst des Yoga. Es bleibt offen, ob der »Archetypus Christus« dem »lebendigen Christus« entspricht.

Jung vergleicht religiöses und philosophisches Geistesgut aus dem Osten und Westen unter dem Gesichtspunkt psychologischer Symbolik und stellt dabei große Unterschiede fest. Er vergleicht zum Beispiel den »leidbeschwerten Helden Christus« mit der »Goldblume« des Ostens oder stellt dem »historischen persönlichen Christus« das Wort des östlichen Weisen Hui Ming King gegenüber: »Ohne Entstehen, ohne Vergehen, ohne Vergangenheit, ohne Zukunft.«

Diese Gegenüberstellungen sind aber schief, weil Jung dabei Ausdrucksformen verschieden hoher Erkenntnisstufen miteinander vergleicht. Wenn schon verglichen wird, so müssen die Vergleiche in Ost und West auf der gleichen Ebene der Erkenntnis vorgenommen werden. Bei richtigem Vergleich steht der »Goldblume« des Ostens im

Westen das »Rosenkreuz« gegenüber. Das Gegenstück zu den Worten Hui Ming Kings ist dann das Wort Christi: »Ehe denn Abraham war, bin Ich.«

Wir sind der Ansicht, daß bei solchen richtig angestellten Vergleichen kein Unterschied zwischen dem besteht, was der Osten und der Westen ausdrücken wollen.

Der wesentliche Unterschied zwischen der Auffassung Jungs und unserer Auffassung liegt darin, zu glauben, daß die Grenze des Metaphysischen, das psychologisch erfahrbar ist, für den Menschen, der Yoga übt und meditiert, wesentlich weiter gezogen ist als für einen Menschen, der sich unter tiefenpsychologischen Gesichtspunkten dem Metaphysischen nähert.

Yoga und Meditation oder die Übungen der Rosenkreuzer öffnen im Metaphysischen einen Erfahrungsbereich, welcher der Tiefenpsychologie heute noch verschlossen ist.

Die Beschreibungen, die östliche Weise von ihren Erfahrungen in Yoga und Meditation geben, sind keine Symbole für psychologische Erfahrung, sondern sind diese Erfahrungen selbst. Der »Diamantleib« des Ostens, der »Auferstehungsleib« des christlichen Westens, ist kein Symbol für eine psychologische Tatsache, sondern ist diese Tatsache selbst. Und die Alchimie erschöpft sich nicht in der Beschreibung tiefenpsychologischen Geschehens, sondern sie beschreibt einen Entwicklungsprozeß, der im Menschen an Leib und Seele vor sich geht und der tatsächlich, und nicht symbolisch, zur Bewußtwerdung des Geistes im Auferstehungsleib führt.

Die Tiefenpsychologie verdankt Jung unendlich viel, indem er sie auf den Weg zur östlichen Weisheit, zum Yoga und zur Meditation hingewiesen hat. Nur muß dieser Weg von den Tiefenpsychologen auch tatsächlich gegangen werden.

Um nicht falsch verstanden zu werden, möchten wir betonen, daß wir nicht etwa den Yoga der heutigen Tiefenpsychologie entgegenstellen wollen. Es soll nur das eine zum anderen in ein richtiges Verhältnis gebracht werden. Yoga ist nämlich in Wirklichkeit der Tiefenpsychologie übergeordnet. Nicht der Yoga ist in der Tiefenpsychologie, sondern die Tiefenpsychologie ist im Yoga enthalten. Der Yoga muß ein Wegweiser sein für die künftige Forschung der Tiefenpsychologie. Yoga enthält nämlich alles, was über Unterbewußtes, Bewußtes und Überbewußtes ausgesagt werden kann. Allerdings dürfen bei der Erforschung dieser Aussagen keine theoretischen Überlegungen angestellt werden, sondern die Forscher müssen durch eigene Übungen Erfahrungen sammeln.

Regelmäßige, längere Zeit durchgeführte Yoga-Übungen sind nicht möglich ohne eine Auseinandersetzung mit sich selbst im Sinne der heutigen Tiefenpsychologie. Yoga-Anhänger, die glauben, sie könnten den Yoga-Weg gehen, ohne sich mit ihrem eigenen persönlichen Unbewußten auseinandersetzen zu müssen, sind sehr im Irrtum. Die Yoga-Übungen tun den Menschen gut, sie werden dadurch gesünder, lebendiger und leistungsfähiger. Aber einmal kommt bei jedem Menschen, der Yoga übt und meditiert, die innere Entwicklung zu einem Punkt, an dem unweigerlich auch die Auseinandersetzung mit dem persönlichen Unbewußten beginnen muß. Wenn diese Auseinandersetzung dann nicht erfolgt, entsteht auch beim Yoga-Übenden Neurose.

Andererseits wird jeder, der mit Ausdauer und Folgerichtigkeit nach tiefenpsychologischen Methoden an sich arbeitet, eines Tages Erfahrungen machen, die über den Bereich der uns bekannten Tiefenpsychologie hinausgehen und nur im Yoga beschrieben sind.

Der Sinn des Yoga und der Sinn der Tiefenpsychologie ist es, das Bewußtsein zu erweitern. Bei der tiefenpsychologischen Behandlung von Neurosen wird Unbewußtes, das eigentlich den Lebensumständen nach schon bewußt sein sollte, ins Bewußtsein gehoben. Bei der Heilung von Neurosen durch Psychotherapie wird also das Bewußtsein des Menschen auf den für ihn normalen Stand gebracht.

Auch beim Üben des Yoga wird Unbewußtes bewußt gemacht. Durch Yoga-Übungen und durch Meditation kann das menschliche Bewußtsein aber über den normalen Stand hinaus zu einer höheren Bewußtheit erweitert werden.

Wer nun in tiefenpsychologischer Arbeit gelernt hat, Unbewußtes bewußt zu machen, weiß dadurch auch schon um die Methode, mit der das Normalbewußtsein zu einem höheren Bewußtsein erweitert werden kann. Wer durch Psychotherapie von einer Neurose geheilt wurde, kann sein Bewußtsein also leichter höher entwickeln als ein Durchschnittsmensch, dem Bewußtwerdung ziemlich fremd ist. Die Erfahrungen, die bei der Überwindung der leidvollen Neurose gemacht werden müssen, können den Menschen dahin bringen, daß er den Prozeß der allmählichen menschlichen Bewußtseinsentwicklung verstehen lernt und dann diese Entwicklung bewußt fördert.

Hier liegt wohl für den Menschen der tiefere Sinn der psychologischen Verknotung, die wir Neurose nennen. Und hier liegt auch der tiefere Sinn der Arbeit des Psychotherapeuten, der Hilfestellung bei der Bewußtseinsentwicklung gibt.

Elisabeth Haich zeigt in diesem Buch, was die sexuelle Kraft eigentlich ist und wie diese Kraft durch Yoga zu höchster Bewußtheit umgewandelt werden kann. Sexualität und höchste Bewußtheit sind zwei verschiedene Ausdrucksformen der einen schöpferischen göttlichen Kraft, des Logos. Sexuelle Kraft als niederste Form des Logos kann im Menschen zur höchsten Form des Logos, zum göttlichen Bewußtsein werden.

Bei der Beschreibung dieser Umwandlung der Kräfte wird ganz deutlich, daß der Yoga auch die seelischen Vorgänge umfaßt, die wir heute als Tiefenpsychologie bezeichnen. Es wird dabei aber auch offenbar, wie weit der Yoga über die heutige Tiefenpsychologie hinausreicht.

Elisabeth Haich warnt die Menschen davor, Bewußtseinsstufen überspringen zu wollen. Sie führt aus, wie die Macht der sexuellen Kraft zuerst erkannt und die Sexualität zuerst gelebt werden muß, ehe sie umgewandelt werden kann. Die Verfasserin des Buches zeigt auch, welche Fehlhaltungen und Störungen beim Menschen entstehen, wenn er eine Bewußtseinsentwicklung vollziehen will, zu der er noch nicht reif ist. Hier begegnet uns die ganze moderne Psychologie des Unbewußten.

Dann werden Stufen der Bewußtseinsentwicklung beschrieben, welche die Tiefenpsychologie noch nicht kennt. Auch die magischen Kräfte, die der Mensch durch ein erweitertes Bewußtsein erlangt, werden besprochen, und die Natur dieser Kräfte wird aufgezeigt.

Beim Lesen des Buches tritt uns ins Bewußtsein, daß Freud das eigentliche Wesen der Sexualität intuitiv richtig gespürt hat. Sein ganzes Leben lang hat er um den Begriff der »Libido« gerungen und ihn immer wieder neu formuliert. Er wollte die Libido nicht nur im engen Sinne der Sexualität, sondern in einem viel weiteren, umfassenderen Sinne verstanden wissen.

Freud hat auch die Tatsache gesehen, daß Sexualität in geistigschöpferische Kraft umgewandelt werden kann, und hat diesen Vorgang Sublimation genannt.

Sublimation und der Vorgang, den Elisabeth Haich als Umwandlung der sexuellen Kraft beschreibt, sind aber doch nicht das gleiche. Sublimation wird von Freud als Möglichkeit verstanden, ohne Verdrängung sinnvoll mit der Sexualität fertig werden zu können. Die durch Yoga umgewandelte sexuelle Kraft dagegen soll den Menschen zum höchsten Bewußtsein führen.

Freud hat aber in genialer Weise in der »Libido« die Kräfte und in der »Sublimation« die Möglichkeiten erkannt, die für die menschliche Bewußtseinsentwicklung wesentlich und notwendig sind.

Zunehmende Bewußtwerdung ist der Sinn des menschlichen Lebens, und höchste Bewußtheit ist das Ziel der menschlichen Entwicklung. Diese Entwicklung geht stufenweise vom unbewußten Triebmenschen zum bewußten Gottmenschen.

Die heutige Tiefenpsychologie kann uns helfen, diesen Entwicklungsweg ein Stück weit zu gehen, zum Ziel führen kann uns nur Yoga und Meditation.

Helmut Speer

EINLEITUNG

Dieses Buch wurde von einem Menschen geschrieben, der seine Gedanken mit einfachen Worten ausdrücken darf und deshalb die alten, noch nicht verbrauchten Worte beibehält, ohne für Begriffe, die in ältesten Büchern der Menschheit schon benannt worden sind, neue, wissenschaftlich klingende Worte anzuwenden. So wird in diesem Buch die Urquelle allen Lebens, die von keinem Wissenschaftler erklärt werden kann, mit dem alten Wort »Gott« benannt. Wenn wir uns neue Worte einfallen lassen, um zu verhindern, daß die Menschen ihre alten Irrtümer im Zusammenhang mit dem Inhalt dieses Wortes weiterhin aufrechterhalten, dann werden die Menschen ihre falschen Vorstellungen auf den Inhalt der neuen Worte übertragen. Gegen Unwissenheit zu kämpfen ist vergeblich. Diejenigen aber, die unter den sogenannten modernen Bezeichnungen einen richtigen Gottesbegriff ahnen, werden ihn auch unter dem alten Wort »Gott« verstehen. Warum sollen wir also die Worte ändern? Wir dürfen zufrieden sein, wenn wir in der tiefsten Tiefe unserer Seele eine demütige, andachtsvolle Ahnung von GOTT haben können. Mit verstandesmäßigem Wissen kann man GOTT nicht erreichen. Wissen, erkennen kann man nur durch vergleichen – durch den Baum der Erkenntnis des Guten und Bösen –, aber GOTT können wir mit nichts, mit rein gar nichts vergleichen. Somit können wir GOTT auch nie erkennen, niemals können wir wissen, was GOTT ist, wir können GOTT nur *sein*.

Wissenschaftler weichen diesem Begriff und Wort »Gott« mit peinlicher Sorgfalt aus. Man fühlt die Angst, daß es am Ende nicht wissenschaftlich genug klingen könnte, wenn sie das einfache Wort »Gott« gebrauchen. Aber nur diejenigen haben diese Angst, die nicht wirkliche, echte Wissenschaftler sind. Denn wenn zum Beispiel Spinoza, Newton oder Einstein durch die Wissenschaft der Mathematik dahin gelangt sind, GOTT als letzten Ursprung *allen Seins* zu finden, zu begreifen und seine Existenz als bewiesen anzuerkennen, dann kann auch in diesem Buch mit gutem Gewissen das uralte biblische Wort »GOTT« als Name für den Ursprung allen Ursprungs beibehalten werden. Dieses Wort wird hier also nicht in religiös-sentimentalem Sinne, sondern im Sinne Spinozas, Newtons und Einsteins gebraucht. Wir sind zufrieden, wenn der Leser dieselbe tiefe Andacht, Ehrfurcht und Demut vor diesem Wort erlebt, wie sie diese größten Gelehrten der älteren und neuen Zeit empfanden. In diesen Gefühlen trifft sich der einfache Mensch mit dem wahrhaft großen Wissenschaftler, wie sich in der Schilderung der Bibel die einfachen Hirten mit den auf der höchsten Stufe des Wissens stehenden Magiern getroffen haben. Wir haben also versucht, die Dinge so auszudrücken, daß sie von den einfachen »Hirten« bis zum »Magier« gleich gut verstanden werden.

Ein Problem bedeutete mir auch das Wort »Liebe«. Da die ungarische Sprache für die verschiedenen Liebesoffenbarungen verschiedene Ausdrücke hat, haben wir Ungarn kein Verständnis dafür, wie man GOTT, die Eltern, ein Kind, die Heimat, den Geliebten, den Nächsten, aber auch einen Hund oder ein Pferd mit demselben Wort »lieben« kann. Die ungarische Sprache hat für alle diese verschiedenen Arten von Liebe verschiedene Ausdrücke, die eindeutig zeigen, *wie* und *wen* wir lieben. Für das Verstehen dieses Buches ist es aber sehr wichtig, daß wir die verschiedenen Gefühle der Liebe richtig verstehen. So mußte ich, um Mißverständnisse zu vermeiden, die verschiedenen Arten von »Liebe« mit Umschreibungen klarmachen. Dadurch wurde der Text oft schwerfälliger, als ich es wollte. Aber ich hatte keine andere Wahl.

Auch sonst wird in diesem Buch von Dingen die Rede sein, für die in keiner westlichen Sprache geeignete Worte vorhanden sind. Bedenken wir, mit welchen Schwierigkeiten wir kämpfen müssen, wenn wir nur einen Traum richtig beschreiben wollen. In der Tiefe des Selbst gibt es keine Dimensionen, keinen Zeitbegriff, oft auch kein Personengefühl. Wie kann man also die Erlebnisse, die in der Tiefe der Seele sich abspielen und die wir als reine Seinszustände in uns erleben, beschreiben, wenn keine geeigneten Worte dafür existieren?

Es bereitete mir also große Schwierigkeiten, über Begriffe zu sprechen, für die in der deutschen Sprache keine gute und treffende Übersetzung zu finden ist, noch größere Schwierigkeit aber, Begriffe deutlich zu machen, für die hier im Westen überhaupt keine Worte existieren. Darum ist es zum Beispiel unmöglich, Sanskrit-, chinesische, tibetanische oder ungarische

Texte in westliche Sprachen zu übersetzen. Man versucht es also mit Umschreibungen. Aber trotz aller Anstrengung, Seinszustände mit Worten begreiflich zu machen, bleiben diese Beschreibungen nur äußerliche Darstellungen des Geschehens. Es werden daraus keine *Seinszustände, solange der Leser selbst diese Beschreibungen in sich, in seinem Inneren, nicht als einen Seinszustand zu erleben vermag.*

Was hier gesagt wird, gilt in gleicher Weise für beide Geschlechter. Im Text habe ich dennoch im allgemeinen nur vom Mann gesprochen, da es zu mühevoll gewesen wäre, jedesmal dasselbe für die Frau zu wiederholen. In der deutschen Sprache ist es nicht möglich, über die sexuellen Probleme des Menschen in neutraler Form zu sprechen. Zum Beispiel muß man entweder die Bezeichnung »Partnerin« oder »Partner« verwenden, oder man muß über »seine« oder »ihre« Liebe sprechen. Um den Text nicht unerträglich schwerfällig zu machen, habe ich die »Krone der Schöpfung«, den Mann, gewählt, die Probleme der Sexualität zu besprechen. Damit kein Mißverständnis entsteht, möchte ich aber betonen, daß alles, was in diesem Buch über die Sexualität und über die Entwicklung des Bewußtseins gesagt worden ist, *sich genauso auf die Frau wie auf den Mann bezieht.*

Dieses Buch, wie jedes Buch über Yoga, hat nur dann einen tiefwirkenden Wert, wenn man das, was hier niedergeschrieben wurde, in die Praxis überträgt und *an sich selbst ausprobiert.* Man kann einem hungernden und dürstenden Menschen noch so schöne Beschreibungen von den besten und nahrhaftesten Speisen und erquickendsten Getränken geben; wenn er sie noch so eifrig liest, aber eben nur liest, wird er nie gesättigt. Er wird nach dem Lesen der schönsten Bücher immer noch hungrig und durstig sein und ein Suchender nach Nahrung und Getränk bleiben. – Wir müssen also Yoga üben und nicht nur darüber lesen! – Für den Inhalt dieses Buches gilt das in besonderem Maße, beabsichtigt es doch die tiefsten Geheimnisse der höheren Stufe des Yoga zu enthüllen. Dieses Geheimnis der höheren Stufe des Yoga ist die Anheizung und der Gebrauch der latenten Nerven- und Gehirnzentren, die der Sitz der seelischen Zentren, in der Yoga-Philosophie »Tschakras« genannt, sind, und die Anwendung des dazu einzig und allein unbedingt notwendigen Heizmaterials – der sexuellen Kraft. Besagtes Geheimnis aber in die Praxis zu übertragen und seine Wahrheit an sich selbst auszuprobieren, zu erfahren und unermeßlichen Nutzen daraus zu ziehen, überlassen wir dem Suchenden, der die letzten Quellen des Lebens zu finden wünscht. Der Hungernde und Dürstende muß eben selbst essen und trinken!

Als Letztes und vielleicht Wichtigstes möchte ich bemerken, daß dieses Buch nur solchen Menschen ein richtiger Wegweiser sein kann, die den steilen Weg zum Himmelreich aus einem unlöschbaren Durst nach GOTT betreten wollen. Menschen, die darum diesen Weg einschlagen, weil sie zum Kampf des weltlichen und des inneren Lebens keinen Mut besitzen, können keinen Nutzen aus meinen Anweisungen ziehen. Aber auch für solche, die ein Leben in der Welt – das sie eigentlich über alles wünschen – aus irgendeinem Grunde nicht erreichen können, also für Menschen, die das weltliche Leben noch nicht hinter sich haben und nur aus Angst oder Hilflosigkeit GOTT suchen, kann dieses Buch bestenfalls eine merkwürdige Lektüre, vielleicht sogar ein Experiment bedeuten. Nur für den echten Gottsuchenden hat es höchste Bedeutung, denn solange wir nicht Kinder sein konnten, können wir nicht Erwachsene werden. Die nichtausgelebte Kindheit zieht uns zurück!

Ich trage eine asiatische Ursprache als Muttersprache in mir, darum waren, wie gesagt, viele im Deutschen fehlende Worte zu umschreiben. Diese Schwierigkeiten zu überbrücken halfen mit Engelsgeduld meine lieben Freundinnen und Freunde, denen ich dafür auch an dieser Stelle innigen Dank sage. Es ist mir ein echtes Anliegen, diesen Dank in besonderem Maße auf Herrn Dr. Helmut Speer auszudehnen, der das Buch durch ein Vorwort bereicherte und mir überdies eine Reihe wertvoller Hinweise gab.

Elisabeth Haich

WAS IST SEXUALITÄT?

In Gott ruhen die zwei Pole in einer vollkommenen Einheit, in einem absoluten Gleichgewicht und Ruhezustand ineinander. In diesem Zustand gibt es keine Spannung, aber auch keine Schöpfung. Die Schöpfung beginnt damit, daß der negative Pol aus der Einheit hinausgeschleudert wird, die zwei Pole sich dadurch voneinander trennen und einander als Kraft und Widerstand gegenüberstehen. Dennoch hört die Einheit zwischen den beiden Polen, mögen sie sich voneinander noch soweit entfernen, nie auf, sie gehören in aller Ewigkeit zusammen; sie können sich voneinander nie vollkommen trennen, die Einheit besteht zwischen den beiden weiter als eine unermeßlich starke, magische Spannung, die die zwei Pole ununterbrochen, ohne Unterlaß, zueinander zurückzieht, um den Urzustand des Ineinanderruhens wieder zu erreichen.

Auf dieser Spannung ist die ganze Schöpfung aufgebaut. Ohne sie ist keine Schöpfung, kein Leben möglich, denn diese Spannung selbst *ist* das Leben. Jedes Lebewesen trägt also die beiden Pole in sich, als sein eigenes Leben, sonst könnte es gar nicht leben. Der Mensch hat den Sitz des positiven Pols in seinem Schädel, des negativen Pols im Steißbein, und die Spannung zwischen den beiden ist das Leben.

Das Leben muß in neuen Lebewesen weitergeführt werden, und damit ein neues Lebewesen entsteht, ist unbedingt notwendig, daß die zwei entgegengesetzten Pole untereinander eine neue Lebensspannung bilden, auf der das neue Lebewesen aufgebaut wird. Wenn auch jedes Lebewesen, auch der Mensch, die Spannung des Lebens zwischen den beiden Polen in seinem Rückgrat trägt, *offenbart* es in seinem Körper dennoch *nur einen Pol,* die Ergänzung von außen her erwartend, um das Leben in einem neuen Lebewesen weitergeben zu können. In seinem körperlichen Bewußtsein als Mensch hat er keine Ahnung, daß er in seinem Geist, in seinem wahren Wesen die beiden Pole in sich trägt. Er identifiziert sich mit seinem Körper, der nach der heutigen Ordnung der Natur nur einen Pol manifestiert, und sucht eine Ergänzung von außen, von einem anderen Menschen her, der den entgegengesetzten Pol in seinem Körper offenbart. Das vollkommene Einswerden der zwei Pole ist im Körper unmöglich, denn die Materie isoliert, trennt und leistet Widerstand. Die zwei Pole streben aber dennoch danach, im und durch den Körper eins zu werden, und sie suchen einen Ausweg, um das Ineinanderruhen doch zu erreichen und den Urzustand wenigstens nachzuahmen. Die zwei Pole offenbaren sich im Körper durch die zwei Geschlechter, mittels der Geschlechtsorgane, die ein körperliches Einswerden geschlechtlich, auf kurze Zeit, vollbringen. Da das Ineinanderruhen der zwei Pole der Urzustand GOTTES, des Seins, des Lebens ist, so entsteht aus dem Wiedereinswerden der zwei Pole – aus der

Begegnung der beiden Geschlechter – in einer dazu geeigneten Zelle eine neue Spannung, ein neues Leben, ein neues Lebewesen. Dieses trägt die göttliche Spannung des Lebens wieder in sich, aber in seinem Körper offenbart es wieder nur einen Pol – ein Geschlecht –, durch welches das Leben auf der Erde mittels der sich immer wiederholenden Vereinigung der Geschlechter weitergegeben wird. Das ist Sexualität.

Die Kraft, die sich durch die Sexualität offenbart und *die das Bindeglied zwischen Geist und Materie ist* und also die wichtige Fähigkeit besitzt, *einem Geist in den Körper hineinzuhelfen,* ein neues Leben in die Materie zu zeugen, nennen die Menschen »die sexuelle Kraft«.

Der Mensch aber, obwohl mit seinem Bewußtsein aus dem paradiesischen Urzustand, in dem die beiden Pole ineinander ruhen, herausgefallen, fühlt, wenn auch ganz unbewußt, die Möglichkeit dieses Urzustandes und sehnt sich aus der Offenbarung der Hälfte in die Ganzheit zurück, die er in seinem Geiste, in seinem eigenen Leben trägt, die er immer selbst war und ist und immer sein wird. Er ahnt nicht, daß er diesen Urzustand, in seinem eigenen Sein bewußt ein Ganzes zu werden, noch in seinem körperlichen, irdischen Leben erreichen kann, und noch weniger ahnt er, daß das einzige Mittel, das ihm dazu hilft, seine eigene sexuelle Kraft ist. Die sexuelle Kraft trägt also ein Geheimnis für den Menschen in sich, das mit dem Erzeugen neuer Lebewesen nichts zu tun hat. *Wie die sexuelle Kraft ihm aus dem geistigen Zustand in den Körper hineingeholfen hat, so kann sie dem Menschen auch vollkommen bewußt in seinen göttlichen Urzustand, in dem er ein Ganzes ist, zurückhelfen.*

Dieses Geheimnis bedeutet aber gleichzeitig auch, daß der

Mensch durch die Eigenschaften der sexuellen Kraft – wenn er diese lebengebende und lebenzeugende Kraft nicht ausgibt, sondern für seinen eigenen Körper behält – einerseits seinen Körper mit neuem Leben füllen, die Lebensenergie in ihm höher steigern, ihn in frischer Jugend erhalten oder regenerieren kann, anderseits durch die gesteigerte Lebensenergie seine höheren Nerven- und Gehirnzentren, die bisher in einem latenten Zustand waren, erwecken, anheizen und aktivieren kann. Diese Nervengeflechte und Gehirnzentren im Körper dienen dazu, die rein geistigen Brennpunkte, die der Mensch in seinem geistigen Wesen trägt – die indische Yoga-Philosophie nennt sie die »Tschakras« –, als Widerstand zu tragen und sie zu manifestieren. Und wenn durch die Wirkung der nicht ausgegebenen, sondern für sich, für den eigenen Körper einbehaltenen lebenspendenden sexuellen Kraft diese Brennpunkte oder Tschakras fähig werden, sich zu manifestieren, dann erlangt der Mensch die Herrschaft über die Kräfte der Natur, in seinem eigenen wie auch durch seine bewußt entwickelte, suggestiv-hypnotische Kraft in jedem Lebewesen. Er erlangt das göttliche Allbewußtsein, wird ein Ganzes, ein Erleuchteter, ein magischer Mensch, ein weißer Magier.

Zum Geheimnis, wie ein Mensch diese Stufe des Allbewußtseins mit Hilfe der beherrschten sexuellen Kraft erreichen und wie er die Herrschaft über die Naturkräfte erlangen kann, möchte dieses Buch ein Wegweiser sein.

Aber nicht einem jeden! Denn: Es gibt zweierlei Menschen auf Erden. Die Lebenden, die schon »Menschen« sind. Und die Toten, die erst nur »Männer« und »Frauen« sind.

Die Lebenden wie die Toten tragen einen Körper auf sich

– sie *leben* in einem Körper –, und da der menschliche Körper nach der heutigen Ordnung der Natur nur eine Hälfte des Ganzen, nur einen Pol, offenbart, so tragen die Lebenden wie die Toten im Körper auch nur eine Hälfte des Ganzen, einen Pol, ein Geschlecht. Obwohl die Lebenden also auch einen Körper haben und vielleicht ein gesundes, auf Liebe basiertes Geschlechtsleben führen, sind sie sich dennoch dessen bewußt, daß die Sexualität und alle Probleme, die aus der Sexualität entstehen, nur aus dem Körper stammen, nur dem Körper zugehören, nicht aber ihrem wahren Wesen, ihrem Geist, ihrem *Ich*. Der Geist – das wahre Ich –, auch das Selbst, genannt, hat kein Geschlecht, folglich sucht ein in seinem Geiste, in seinem wahren Wesen bewußt gewordener Mensch, ein Erwachter, ein Lebender, in allem nicht mehr das Halbe, sondern das Ganze, das Absolute, nicht mehr das Vergängliche, das Körperliche, sondern das Ewige, das Göttliche. Seine Probleme stammen nicht aus der Geschlechtlichkeit des Körpers, sondern höchstens aus dem Gegensatz zwischen dem Irdisch-Körperlichen und dem Geistig-Göttlichen. Sein Ziel ist, im Geiste bewußt zu werden und über den Körper und über alle Kräfte, die ihm in seinem wahren Wesen zur Verfügung stehen, die absolute Herrschaft zu erlangen. Diese Menschen stehen in ihrem Bewußtsein über der Sexualität, über dem Geschlecht und sind schon »Menschen«, auch wenn sie vielleicht noch körperlich ihre Geschlechtlichkeit ausleben. Ihr Ziel ist, zu erreichen, was die höchste Karte des Tarockspiels so treffend illustriert: das große *Selbst*, das große Ich, das kein Geschlecht mehr offenbart, da es die beiden Geschlechter in sich bewußt gemacht hat und folglich ein Ganzes ist, läßt auf seiner Handfläche die kleine Person, die ein körperliches Wesen ist und noch zu einem Geschlecht gehört, wie eine kleine Marionette als Offenbarungswerkzeug tanzen, weil ihre Rolle in der irdisch-materiellen Welt es so wünscht.

Die »Toten«, im Geist noch unbewußt und nur ein rein körperliches Dasein führend, die selbst noch nicht leben, nur ihr Körper lebt, sind vorerst noch getrennte Geschlechtswesen und denken auch nur in den Grenzen des Geschlechts. Sie sind noch die kleinen Marionetten, die kleinen Personen, die auf der Handfläche des großen Ich herumtanzen und ihre Rollen spielen. Sie sind nur die Hälfte des Ganzen, sie sind erst »Männer« und »Frauen«. Für sie existiert nur Sex, sonst gar nichts. Auch der andere große Trieb, der Selbsterhaltungstrieb, existiert für sie nur als Diener der Sinnlichkeit und des Sex: sie essen, trinken und naschen, nur um des Genusses willen und nur um möglichst gesund zu sein, um aus dem Körper soviel sexuelle Kraft wie möglich herauszupressen und ausgeben zu können. Sich eine Existenz schaffen, Geld verdienen, Karriere machen, Kontakt mit anderen Menschen herstellen, alles, was sie denken, sprechen, sagen, schreiben und tun, hat nur einen einzigen Beweggrund: den sexuellen Trieb. Ihr höchster Ehrgeiz und Stolz ist auf der allerhöchsten Stufe der sexuellen Potenz und Eroberungsfähigkeit zu stehen. Da sie nie im Geiste bewußt waren, bleibt ihnen, sobald durch die übermäßige Ausnutzung die körperlichen Fähigkeiten nachlassen, selbstverständlich nichts als ihre eigene unendliche Leere, und sie fallen mit dem Untergang des Körpers in sich immer steigernde Finsternis und Senilität. Ihr Geist ist bei der Geburt in den Körper hineingestorben, ihr Bewußtsein lebt und stirbt auch mit dem Leben und Tod des Körpers. Christus nennt diese »die Toten, die ihre Toten begraben ...«, und Paulus nennt sie »die natürlichen Menschen, die die Sprache des Geistes nicht verstehen und als Torheit betrachten ...«. Für diese wurde dieses Buch nicht geschrieben, weil sie es ohnehin nicht verstehen, sondern als Torheit betrachten würden.

Es gibt aber »Menschen«, die schon bemerkt haben, daß nicht nur solche Menschen auf der Erde leben, die mit dem Alter senil und schwach werden, sondern daß zu allen Zeiten auch Menschen waren, die mit dem Alter – oft mit sehr hohem Alter – nicht nur nicht senil, sondern tagtäglich immer geistiger, immer wissender, immer weiser, mächtiger und potenter wurden und sogar die Schönheit ihres Körpers bewahrten, wie zum Beispiel Goethe. Es gibt Menschen, die schon bemerkt haben, daß zweierlei Menschenwesen auf der Erde leben, nennen wir sie, wie wir wollen, Lebende und Tote, Erwachte und Schlafende, Bewußte und Unbewußte, die den Hintergrund dieser Verschiedenheit ahnen und diesen Beispielen folgen möchten. Für sie wurde dieses Buch geschrieben. Für diejenigen, die schon verstehen oder verstehen möchten, warum Paulus uns gesagt hat: »Was fürchtest du dich vor dem Tode, du Tor: wir verändern uns alle, aber wir schlafen nicht alle ein!« Das heißt, wir verlieren im Tode nicht alle das Bewußtsein. Für alle, die den Weg aus dem Sklaventum des Körpers in die Freiheit des Geistes suchen, wurde dieses Buch geschrieben.

Wir möchten die kristallisierten und abgeklärten Resultate der uralten Yoga-Philosophie und der in mehreren Jahrzehnten gemachten eigenen Beobachtungen und gesammelten Erfahrungen weitergeben. Diese Erfahrungen wurden nicht aus Büchern genommen, nicht durch die verschiedensten ausgeklügelten wissenschaftlichen Thesen, die sich alle zehn Jahre ändern, beeinflußt, sondern sie wurden, von jedem aufgezwungenen Einfluß frei, auf dem eigenen Weg gefunden, erfahren und erlebt.

An dieser Stelle ist es notwendig, noch etwas besonders zu betonen. Wie es nicht zwei gleiche Menschen gibt, so gibt es auch nicht zwei gleiche Wege. Die Schicksale der Menschen sind sehr, sehr verschieden, und so sind auch die Wege, auf denen wir alle weiterwandern, um zum Endziel zu gelangen, sehr verschieden. Es ist äußerst selten, daß zwei Menschen, die dem entgegengesetzten Geschlecht angehören, zusammenfinden, in einer vollkommenen, harmonischen inneren Zusammengehörigkeit die Ergänzung des anderen repräsentieren und miteinander eine wahrhaft beglückende Einheit bilden. Aber noch seltener kommt es vor, daß zwei Menschen, die diese wunderbare Zusammengehörigkeit gefunden haben, sie ein langes Leben, bis zum Tode beibehalten können. Wenn also Menschen als Schicksal das außergewöhnliche Geschenk GOTTES zuteil wurde, in einer solchen inneren Zusammengehörigkeit leben zu dürfen, dann mögen sie diese seltene Einheit mit aller Dankbarkeit genießen. Wenn sie dieses Buch in die Hände bekommen, können sie überzeugt sein, daß es nicht für sie bestimmt ist. Jedoch sollten sie nicht vergessen, daß es auch viele Mitmenschen gibt, die vielleicht eine ähnliche Zusammengehörigkeit gefunden, aber durch verschiedene Ereignisse in kurzer Zeit wieder verloren haben und allein geblieben sind. Und auch, daß es noch sehr, sehr viele gibt, die solch eine Zusammengehörigkeit nie, in ihrem ganzen Leben nie gefunden haben, sondern ihr Leben von Anfang bis Ende allein führen müssen, wie wenn Gott ihnen zeigen wollte, daß sie die Lösung ihres Lebens nicht in einer Gemeinsamkeit, sondern auf andere Weise suchen und finden müssen. Diesen, und auch solchen Menschen, die aus einem tiefen inneren Drang Gott suchen und finden wollen, kann dieses Buch eine Hilfe und ein Wegweiser zur Erlösung sein.

Wir haben nicht die Absicht, Menschen, die auf dem Yoga-Weg vorwärtskommen wollen, von der *gesunden* menschlichen Einstellung gegenüber dem irdischen Leben und der irdischen Liebe abzulenken und wegzuführen. Gerade umgekehrt: es ist unsere Absicht, jeden zu ihr hinzuführen, *denn der Ausgangspunkt unseres Weges darf und kann nur die Gesundheit sein.* Yoga ist aber der gesündeste und deshalb der kürzeste Weg der menschlichen Entwicklung bis zum höchsten Ziel, zu Gott.

Diesen Weg, vom ersten Erwachen, von der tiefsten, dämmernden, noch halbtierischen Bewußtseinsstufe bis zur vollkommenen Selbsterkenntnis und zum göttlichen Selbstbewußtsein, zu dem wahren Seinszustand in Gott, nennen wir *Yoga.*

Und da die Triebkraft, die dem Menschen diesen Weg zu beschreiten und auf ihm immer weiter, immer höher zu steigen hilft, ja ihn sogar dazu zwingt, ihrer Erscheinungsform nach in ihrer untersten Stufe, im Körper, wo sie Übergang, Bindeglied zwischen Geist und Materie darstellt, die sexuelle Kraft ist, so sind *Yoga und die sexuelle Kraft voneinander getrennt nicht vorstellbar!*

Den Yoga-Weg zu betreten bedeutet nicht, daß wir mit enthaltsamem Leben anfangen sollen. Am Anfang des Yoga-Weges müssen wir zuerst in jeder Hinsicht lernen, wie man *gesund, mit* der Natur und *nicht gegen* die Natur, lebt. Dazu gehört gesundes

Essen und Trinken und natürlich auch ein *gesundes* erotisches Leben. Yoga lehrt uns, wie man im Geiste, in der Seele, folglich auch im Körper zuerst gesund wird und wie man gesund lebt. Wie könnte ein Mensch das sexuelle Leben aufgeben, wenn er überhaupt noch nicht weiß, was ein *gesundes* sexuelles Leben bedeutet?

Die weiteren Stufen, auf denen man immer mehr aus dem Körper herauswächst und geistiger wird, würde jeder Mensch durch die natürliche Entwicklung des Bewußtseins sowieso erreichen, denn diese Entwicklung liegt in uns, wie einer Blume oder Pflanze innewohnt, daß sie zuerst Wurzel faßt, dann Laub bekommt, Blumen bringt, um schließlich den Höhepunkt zu erreichen: die Frucht aus sich herauszubringen, weil dieses Ziel schon, als sie noch ein Samen war, in ihr schlummerte. Der Mensch trägt auch schon in sich als Samen die Fähigkeit, das höchste Ziel – GOTT – zu erreichen und ein Gottmensch zu werden. Nach den Gesetzen der Natur dauert aber dieser Weg der natürlichen Entwicklung sehr lange, vielleicht Jahrtausende; er ist sehr mühsam und leidvoll und braucht viele Verkörperungen. Der Mensch trägt jedoch eine geheime Möglichkeit in sich, in seiner eigenen sexuellen Kraft, mit der er diese Entwicklung und Entfaltung in viel kürzerer Zeit erreichen kann. Wie man Blumen mit künstlichen Mitteln treiben kann, daß sie viel früher blühen, als sie in der Natur draußen blühen würden, so kann der Mensch seinen inneren Weg des Bewußtwerdens mit verschiedenen Yoga-Methoden, die unsere innere Entwicklung beschleunigen, viel früher zur Reife bringen. Entwicklungsstufen kann man nicht überspringen, aber man kann die Zeit wie eine Harmonika zusammendrücken. Wie die Blume zu diesem Prozeß gesteigerte Wärme notwendig hat, so brauchen auch die Menschen zu ihrer beschleunigten Entwicklung durch das geheime Feuer entfachte gesteigerte Wärme, höher geheizte Lebensenergie. Das Heizmaterial dazu – das geheime Feuer der Rosenkreuzer – ist, wie schon gesagt, die sexuelle Kraft. Zwischen der natürlichen und der mit Hilfe der sexuellen Kraft beschleunigten Entwicklung besteht aber ein sehr großer Unterschied. Er besteht nicht nur darin, daß man das Ziel, das Allbewußtsein, viel schneller erreicht, sondern auch darin, daß der Mensch, wenn er in der Zeit, in der er diese Möglichkeit kennenlernt und in die Praxis überträgt, noch im Besitz seiner vollen sexuellen Potenz ist, nicht nur die geistige Entwicklung in viel kürzerer Zeit durchschreiten kann, sondern auch gleichzeitig die in der sexuellen Kraft verborgen liegende lebenspendende Energie, in göttlich-schöpferische Kraft umgewandelt, in seinen Besitz nehmen und unter sein Joch zwingen kann. Daher der Name dieses Systems: Yoga »Joch«. Diese Kräfte geben dem Menschen als Begleiterscheinung die oft beschriebenen magischen Fähigkeiten, die wir aus dem Leben großer Heiliger und Yogis kennen – in der Yoga-Philosophie »Siddhis« genannt –, wie zum Beispiel Hellsichtigkeit, Regenerierung des eigenen Körpers, Wunderheilungen, Austreibung von Dämonen, Erweckung von Toten, Levitation, telepathische und prophetische Fähigkeiten und so weiter.

In einem einzigen Leben erreichen dieses höchste Ziel nur diejenigen, die schon aus früheren Leben ein Nervensystem mitgebracht haben, das den nötigen Widerstand besitzt, den letzten, schwierigsten Zyklus des Weges, die hohen Frequenzen der sich immer höher steigernden Spannung gesund, ohne Erkrankung der Nerven, zu ertragen. Wir dürfen nicht vergessen, daß der Widerstand unseres Nervensystems, wenn es noch so elastisch ist und ungeahnte Spannungsunterschiede ohne Erkrankung überbrücken und ertragen kann, doch eine Grenze hat. Bedenken wir, daß zwischen einem Gorilla und einem primitiven Urmenschen ein viel geringerer Unterschied ist als zwischen dem primitiven Urmenschen und einem Gottmenschen. Wie man nicht erwarten kann, daß sich ein Gorilla in einem einzigen Leben zu einem Menschen entwickelt, weil seine körperliche Konstitution diesen Unterschied nicht überbrücken könnte, so können wir noch weniger erwarten und erzwingen, daß aus einem primitiven oder auch aus einem Durchschnittsmenschen, der soeben »erwacht« ist, in einem einzigen Leben ein vollkommen bewußter, durchgeistigter Gottmensch wird. Die Elastizität seiner Nerven würde dazu nicht ausreichen.

Wenn man einem Gorilla aber sagen könnte, wie er seine unentwickelten Gehirnzentren mit ständigem Üben *bewußt* entwickeln könnte, und er dann wirklich üben würde und die Buchstaben, Zahlen und andere, ihm völlig unbekannte Dinge zu lernen und zu üben versuchte, dann würde er bedeutend *schneller* den Grad des Menschen erreichen, wenn auch nicht in seinem gegenwärtigen Gorilla-Leben. Verstehen wir wohl: Der Gorilla könnte seine Kopfform, folglich sein Gehirn nicht so weit entwickeln und ändern, daß er ein Mensch wird, aber er könnte *den höchsten Grad seiner Möglichkeiten als Gorilla* erreichen, und in einem nächsten Leben würde er schon einen viel entwickelteren Körper und ein entsprechendes Nervensystem mitbringen, das er mit fortgesetztem bewußtem Üben wieder bis zu dem seinem Nervensystem entsprechenden höchsten Grad entwikkeln könnte. So könnte er vielleicht innerhalb von zwei bis drei Leben immerhin ein Mensch werden, wenn auch ein noch so primitiver; also viel, viel schneller, als wenn er auf dem einfachen Weg der Natur diese Entwicklung, vielleicht über mehrere Jahrtausende hinweg, durchschreitet. Der Gorilla – und der primitive Mensch auch – verstehen diese bewußte Entwicklung nicht, so entwickeln sie sich nach den Gesetzen der Natur. In der Ewigkeit ist Zeit genug!

Der Mensch aber, der aus seinem einfachen, noch in sehr engen Grenzen bewußten Durchschnittswesen herausgewachsen und schon so weit erwacht ist, daß er sich auf seiner niedrigen Entwicklungsstufe nicht mehr wohl fühlt, eben weil er seine viel größeren Möglichkeiten schon in sich spürt, ist aufgeschlossen für Belehrung. Mit ihm kann man darüber reden, wie und mit welchen Methoden er sich schneller und viel höher entwickeln kann, als wenn er auf dem natürlichen Wege einfach abwartet, bis der Widerstand seiner Nerven sich durch die alltäglichen Kämpfe des Lebens automatisch höher entwickelt. So wird er allmählich durch seine immer widerstandsfähigeren Nerven höhere Bewußtseinszustände erleben und gesund ertragen können. Wir sprechen also zu den Menschen, die schon verstehen, daß eine beschleunigte Entwicklung durch bewußte geistige und körperliche Übungen möglich ist, und die dies nicht nur verstehen, sondern sich auch, durch den immer wachsenden inneren Wunsch getrieben, die Mühe nehmen, zu üben und sich bewußt zu entwickeln. Freilich dürfen wir eines nicht vergessen, wenn wir noch so fest entschlossen sind, unbedingt vorwärtszukommen: wir können nur so weit kommen, wie die *äußerste Entwicklungsmöglichkeit* unseres Körpers, unseres Nervensystems reicht. Wir dürfen nicht erwarten, daß wir in kürzester Zeit die Stufe eines Gottmenschen erreichen. Wir müssen zufrieden sein, wenn wir *die höchste Möglichkeit unseres Körpers, unseres Wesens* in diesem Leben verwirklichen können. Es ist auch so der Mühe wert, zu üben, denn diese »höchste Möglichkeit« hat keine menschlich voraussehbare Grenze. Was ein Mensch auszuhalten und zu ertragen imstande ist, ahnt man meistens gar nicht. Nur in den entsetzlichen Prüfungen eines Krieges oder bei Naturkatastrophen offenbaren sich ungeahnte Fähigkeiten und Möglichkeiten und die unvorstellbare Widerstandskraft des Menschen. Diese Fähigkeiten und die Elastizität des Körpers hängen selbstverständlich von der uns unbekannten Potenz der vorhandenen seelischen Kräften ab. Folglich dürfen wir uns nie über unsere äußersten Möglichkeiten – auch auf dem Yoga-Weg – und darüber, welchen Grad wir erreichen oder nicht erreichen können, Vorstellungen machen, denn wir können dies sowieso nicht vorauswissen. Kümmern wir uns gar nicht darum, welchen Grad auf der großen Jakobsleiter wir in diesem Leben Aussicht haben zu erreichen. Überlassen wir das GOTT! Wir sollen mit absolutem Glauben und Vertrauen in GOTT üben, um keine Zeit zu verlieren, sondern um so rasch als möglich vorwärtszukommen. Den erreichten Entwicklungsgrad nehmen wir auf alle Fälle im Augenblick unseres Todes mit, und im nächsten Leben beginnen wir mit diesem höchsten Grad als dem tiefsten Grad unseres neuen Verkörperungszustandes. Nichts geht von unseren Anstrengungen verloren!

Wir sprechen hier nicht über sexual-pathologische Erkrankungen. Diejenigen, die so veranlagt sind, werden ihren Zustand verstehen, wenn sie den Inhalt dieses Buches richtig aufnehmen und auch den Weg zur Erlösung finden. Hier sprechen wir nur über die Stufen, die ein Mensch vom sexual-pathologischen Zustand bis zur Gesundheit und von der Gesundheit bis zum höchsten, göttlich-geistigen Grad allmählich erleben und *wie und woher er dazu die Kraft finden und nehmen kann.*

Wir möchten die Zusammenhänge zwischen dem Yoga-Weg – dem Weg der Ausdehnung des Bewußtseins – und dem äußerst wichtigen, normalen und gesunden, aber beschleunigten Fortschreiten in der Beherrschung der sexuellen Kraft zeigen und den Schlüssel zur wahrhaftigen, gesunden Umwandlung und Vergeistigung der lebenspendenden sexuellen Kraft in die Hände der vielen Yoga-Übenden legen, die mit dieser Frage zu uns, in unsere Yoga-Schule kommen, und auch solchen, die Yoga erfolgreich zu Hause üben möchten.

Ein lieber, älterer Freund, der sich aber noch im Besitz seiner jugendlichen Kräfte befand, erzählte mir: Er ging einmal mit einem lieben, noch viel älteren Freund spazieren. Während des Spazierganges erzählte ihm der ältere Freund, daß seine männlichen Kräfte ihn zwar schon verlassen hätten, er aber das Leben doch noch in vollen Zügen genieße, denn die geistigen Freuden seien unermeßlich groß. Er lese herrliche Bücher, gehe oft ins Theater und ins Opernhaus, mache schöne Reisen, spiele Golf und so weiter. Der Freund hörte ihm eine Weile zu, dann sagte er zu ihm: »Mein lieber Freund, höre auf mit der Schilderung der Schönheit deines Lebens, denn du wirst mir trotzdem keine Lust zur Impotenz erwecken!«

Nun, dieses Buch will auf keinen Fall »Lust zur Impotenz« erwecken – beileibe nicht! –, sondern das Gegenteil: Es will dem

Yoga-Übenden *den Weg zeigen, der zur Quelle der allerhöchsten Potenz führt.* Und wenn man auf diesem Weg das Endziel, das Endziel des ganzen Menschentums erreicht, dann erlangt man damit auch die Herrschaft des Geistes über alle Kräfte, die in dem großen, göttlichen Selbst des Menschen und aller Lebewesen potentiell immer vorhanden sind. Diese Herrschaft des Geistes, wenn sie einmal erreicht ist, verliert man nicht mehr, nicht einmal mit dem Altwerden des Körpers, denn die göttlich-schöpferischen Kräfte stammen nicht aus dem Körper, sondern sie *schaffen* eben den Körper. Und wer sie in sich erkannt und erlebt und als Schlüssel zu gebrauchen gelernt hat, herrscht bewußt auch über den Körper.

Die Quelle der allerhöchsten Potenz ist GOTT.

Dieses Buch will also den kürzesten Weg weisen, der zu GOTT führt!

ETWAS ERKENNEN ODER ETWAS SEIN IST DASSELBE

Die menschliche Entwicklung hat eine Richtung genommen, die dazu führt, daß wir selbst immer weniger arbeiten, desto mehr aber außerhalb stehende Energien, wie zum Beispiel Licht, Wärme, Elektrizität, Magnetismus, Radioaktivität oder Atomkraft, für uns arbeiten lassen. Wir finden das selbstverständlich. Wir arbeiten mit diesen Energien tagtäglich und können uns ohne sie das Leben heute kaum mehr vorstellen. Wenn wir aber einmal wissen möchten, was diese Energien in Wirklichkeit, in ihrem wahren Wesen sind, und die Bücher der größten Wissenschaftler der heutigen Zeit durchstudieren, dann kommen wir zu dem Ergebnis, daß wir die verschiedenen Energien, wie überhaupt alle Dinge, nur von außen her beobachten und kennenlernen können. Nur *das Verhalten* angeheizter, elektrisierter, magnetisierter, radioaktivierter oder ionisierter Dinge können wir beschreiben. Aber das, was diese Energien und alle Dinge in Wirklichkeit, in ihrem wahren Wesen sind, können wir nicht und nie wissen, nie bis zu ihrem wahren Wesen vordringen, und zwar deshalb, weil wir selbst diese

Energien und alle die Dinge der Welt nicht *sind*. Das heißt, daß wir mit all diesen Dingen nicht in einem Seinszustand *identisch* sind.

Jedes Ding könnte nur einzig und allein selbst wissen und sagen, was es in seinem Wesen ist, ob das eine Energieform oder ein Lebewesen wie Katze oder Hund ist, denn nur allein die Energieformen oder die Katze und der Hund selbst wüßten und könnten sagen, was eine Energieform, eine Katze oder ein Hund ist, weil sie eben selbst sind, was sie sind, aber auch nur dann, wenn sie sprechen könnten und, was am allerwichtigsten ist, *wenn sie in sich selbst bewußt wären!*

Das ist aber unmöglich. Denn alles, was geschaffen wurde und wird, ist selbstverständlich das, was es ist – die verschiedenen Energieformen, die Elemente, die Pflanzen, die Tiere und schließlich die noch unbewußten Menschen sind das, was sie sind, dennoch wissen sie von sich selbst nicht, was sie sind, weil sie in sich nicht bewußt sind.

Einzig und allein der Mensch ist fähig, vollkommene Selbsterkenntnis, vollkommenes Selbstbewußtsein zu erlangen, und nur er, der erwachte Mensch, der in seinem wahren Wesen vollkommen bewußt geworden ist und *dem nicht der kleinste Teil seines Wesens unbewußt geblieben ist, weiß von sich selbst, was er ist.* Und wenn ein Mensch diesen vollkommen selbstbewußten Zustand erreicht hat, wird er fähig sein, von *einer einzigen Energie in der ganzen Schöpfung zu wissen,* – aber auch in diesem Falle nicht von außen her, sondern von innen heraus, in einem Seinszustand erlebt –, *was diese Energie in ihrem wahren Wesen ist. Und dies ist seine eigene Lebensenergie in allen ihren Erscheinungsformen, von der niedrigsten, materialisierten Form, genannt die sexuelle Kraft, bis zu ihrer höchsten Form, bis zur göttlich-schöpferischen Kraft, weil das wahre Wesen dieser Energie gleichzeitig sein eigenes wahres Wesen ist: er ist es selbst!* In erster Person: Ich bin es!

Diese Erkenntnis zu erlangen ist das Endziel seines Weges! Denn der Mensch hat seine Laufbahn auch als unbewußtes Lebewesen angefangen, und auf der tiefsten Stufe seines Menschentums hat er auch nur ein nach außen gerichtetes Bewußtsein, wie die Tiere. Und solange sein Selbstbewußtsein nicht erwacht und nach langer vielleicht Äonen dauernder Entwicklung mit seinem Selbst, in seiner Ganzheit, in einem Seinszustand eins geworden ist, kann auch der Mensch nicht wissen – und weiß auch nicht –, was er in seinem wahren Wesen, was er in Wirklichkeit ist. Und in diesem unbewußten Zustand weiß er ebensowenig, wie er von der Elektrizität, dem Magnetismus, der Radioaktivität, der Atomenergie oder von anderen Energieformen weiß, was sie sind, was er selbst ist und was die Energie in ihrem innersten Wesen ist, die ihm sein eigenes Leben gab und ihn befähigt, weiteren Lebewesen das Leben zu geben, also was die sexuelle Kraft ist.

Apostel Paulus drückt die Wahrheit, daß jedes Ding nur selbst wissen kann, was es ist, und nichts anderes, da es nur mit sich selbst in einem Seinszustand sein kann, deutlich in seinem an die Korinther gerichteten ersten Brief aus: »Uns aber hat es Gott offenbart durch seinen Geist; denn der Geist erforscht alle Dinge, auch die Tiefen der Gottheit. Denn welcher Mensch weiß, was im Menschen ist, ohne den Geist des Menschen, der in ihm ist? Also auch weiß niemand, was in Gott ist, ohne den Geist Gottes. Wir aber haben nicht empfangen den Geist der Welt, sondern den Geist aus GOTT, daß wir wissen können, was uns von GOTT gegeben ist; welches wir auch reden, nicht mit Worten, welche menschliche Weisheit lehren kann, sondern mit Worten, die der heilige Geist lehrt, und richten geistliche Sachen geistlich. Der natürliche Mensch aber vernimmt nichts vom Geist GOTTES; es ist ihm eine Torheit, und er kann es nicht erkennen; denn es muß geistlich gerichtet sein. Der geistliche aber richtet alles, und wird von niemand gerichtet.« (1. Kor. 2, 10–15.)

Mit heutigen Ausdrücken würden wir es vielleicht so sagen: »Wenn wir nicht Mensch wären, könnten wir nicht wissen, was in einem Menschen ist. Wenn wir nicht den Geist GOTTES in uns trügen, würden wir auch nie wissen können, daß es überhaupt einen GOTT gibt und was GOTT ist. Wir haben aber den Geist GOTTES empfangen und sind in ihm bewußt geworden; so wissen wir auch über göttliche Dinge Bescheid. Der noch unbewußte – wie Paulus ihn nennt: der ›natürliche‹ – Mensch weiß aber noch nicht, was hinter seinem Bewußtsein ist, so betrachtet er die geistigen Wahrheiten als Torheit. Der bewußt gewordene Mensch weiß aber, daß er als Mensch den Geist GOTTES in sich hat, und so steht er über allen irdisch-weltlichen Dingen.«

Der Mensch, auf der ersten, tiefsten Stufe seines Menschentums, ist noch nichts anderes als ein Tier plus Verstand. Er verwechselt sein »ICH« mit seinem Bewußtsein. Er glaubt, daß wenn er »ich« sagt, habe er sein ganzes ICH benannt. Dabei hat er nur diesen kleinen, persönlichen Teil seines ICH mit dem Wort »ich« benannt, der in ihm schon bewußt geworden ist. Dieser ist noch sehr klein. Den unbewußten Teil seines Selbst kennt er nicht, folglich anerkennt er ihn auch nicht und hat keine Ahnung, daß ein unbewußter Teil seines ICH überhaupt existiert. Sein Unbewußtes spielt für ihn die Rolle fremder Wesen; so sind die Begriffe wie »Teufel« und »Engel« entstanden. Er weiß auf dieser tiefen Stufe nicht, daß diese fiktiven Wesen in Wirklichkeit auch Kräfte aus seinem eigenen Unbewußten, also *er selbst* sind. Er weiß überhaupt noch nicht, daß hinter seinem primitiven Bewußtsein ein grenzenlos größerer Teil seines Ich in einem völlig unbewußten Zustand, für ihn vorläufig noch unnahbar, existiert. Wie könnte er dann wissen, was er in seinem *ganzen* wahren Wesen ist? Wie könnte er wissen, daß in ihm Gott selbst wohnt, daß er in Wirklichkeit ein göttliches Wesen ist, wenn er weder Gott noch sich selbst, sein wahres Wesen, kennt und nicht weiß, daß eben Gott *selbst* sein wahres Wesen ist?!

Menschen, die in ihrem ganzen Selbst – in Gott – vollkommen bewußt geworden sind, also Allbewußtsein erlangt haben, waren und sind sehr selten auf der Erde. Dennoch ist es für uns alle das einzige Ziel unseres Lebens, unserer Verkörperungen, dieses vollkommene Bewußtsein zu erlangen und mit dem in der tiefsten Tiefe unserer Seele wohnenden Schöpfer in einem monistischen Seinszustand eins zu werden, als Ich bin!

Wie kann aber der tierische, unbewußte Mensch bewußt werden und dieses Ziel erreichen, wenn er darüber nichts weiß? Wie kann er aus dem Zustand, in dem er auf der niedrigsten Stufe der großen Jakobsleiter des Bewußtseins das erste Mal als Mensch geboren wurde, Stufe um Stufe höher klimmen, sich bis zum göttlichen Selbstbewußtsein, bis zur vollkommenen Erfüllung und Auferstehung erheben, wenn er gar nicht weiß, daß dieses Ziel existiert und daß er die Fähigkeit besitzt, es zu erreichen? Was hilft ihm, was zwingt ihn, sein nach außen gerichtetes tierisches Bewußtsein zum ersten Mal plötzlich nach innen zu richten, sich zu »bekehren« und sich von dem ersten Erwachen, von dem ersten dämmernden Selbstbewußtsein bis zum Allbewußtsein, bis zum göttlichen, strahlenden Lichtwesen, das er in seinem wahren Wesen ist, zu erheben und die Erlösung, die Befreiung, die Auferstehung zu erlangen?

Die Kraft, die ihn dazu drängt und sich zu erheben hilft, ist seine eigene sexuelle Kraft!

In jedem Lebewesen wohnt diese gigantische Energie. Sie hilft zuerst dem Menschen durch seine Eltern dazu, in die Materie, in einen Körper hineingeboren zu werden, dann, wenn er sich im Körper zu einem vollwertigen, erwachsenen Wesen entwickelt hat, gibt sie ihm die Fähigkeit, weiteren Wesenheiten in einen Körper hineinzuhelfen. Der unbewußte Mensch hat aber noch keine Ahnung, daß dieselbe Energie ihm nicht nur die Fähigkeit gibt, Kinder zu zeugen, sondern daß sie auch die einzige Kraft, der Trieb ist, der ihm dazu hilft, ja sogar ihn *zwingt*, sein Bewußtsein von Stufe zu Stufe bis zum göttlichen Selbstbewußtsein zu heben, solange er noch ein unbewußtes Wesen ist. Die sexuelle Kraft drückt, ja preßt das Bewußtsein des Menschen in die Höhe und treibt ihn immer höher und höher. Selbstverständlich weiß er, bevor er die höchste Stufe des Selbstbewußtseins und Selbstwerdens nicht erreicht hat, auch nicht, daß er als Mensch nur diese und keine andere Energie in ihrem wahren Wesen kennenlernen kann. Sie aber kann er und wird er auch in sich bewußt machen, weil diese Energie sein wahres Wesen, *er selbst ist.*

Die sexuelle Kraft selbst hilft dem Menschen, sich über die sexuelle Kraft zu erheben! Ist das nicht unendlich weise eingerichtet?

Wenn wir so weit kommen, daß wir diese Wahrheit selbst erfahren, dann verstehen wir, warum die Eingeweihten die sexuelle Kraft mit dem Skorpion symbolisierten. Der Skorpion tötet sich selbst, und so tötet die sexuelle Kraft sich selbst, weil sie den unbewußten Menschen zwingt und dem bewußten Menschen dazu hilft, die sexuelle Kraft in höhere Kräfte umzuwandeln und in dieser Kraft bewußt zu werden – *diese Kraft selbst zu sein!* Dann ist sie aber keine sexuelle Kraft mehr; sie hat sich also als solche selbst getötet.

Versuchen wir in das Geheimnis der sexuellen Kraft einzudringen, um sie in uns selbst zu erkennen und sie unter unsere Herrschaft, in unser Joch zu zwingen. Wie? Auf diese Frage werden wir in den folgenden Kapiteln antworten.

DIE SCHÖPFERISCHE URSCHLANGE

Das Johannesevangelium fängt mit diesen Worten an: »Im Anfang war das Wort, und das Wort war bei Gott, und Gott war das Wort. Dasselbe war im Anfang bei Gott. Alle Dinge sind durch dasselbe gemacht, und ohne dasselbe ist nichts gemacht, was gemacht ist. In ihm war das Leben, und das Leben war das Licht der Menschen. Und das Licht scheinet in der Finsternis, und die Finsternis hat es nicht begriffen.« Wie wunderbar ist mit diesen paar Worten die ganze Schöpfung erklärt!

Wir würden diese Worte aber erst richtig verstehen und würdigen können, wenn wir die Bibel im griechischen Urtext lesen könnten. Denn die deutsche Übersetzung ist leider nicht immer richtig. Es fehlen im Deutschen die Worte, die den Worten des griechischen Originaltextes entsprechen. Ein dem griechischen Wort »Logos« entsprechendes Wort gibt es in der deutschen Sprache nicht, so hat Luther »Logos« als »Wort« übersetzt, das den Sinn des Wortes »Logos« überhaupt nicht wiedergibt. Noch besser wäre »Zeitwort« gewesen, weil das die Geburt der ersten

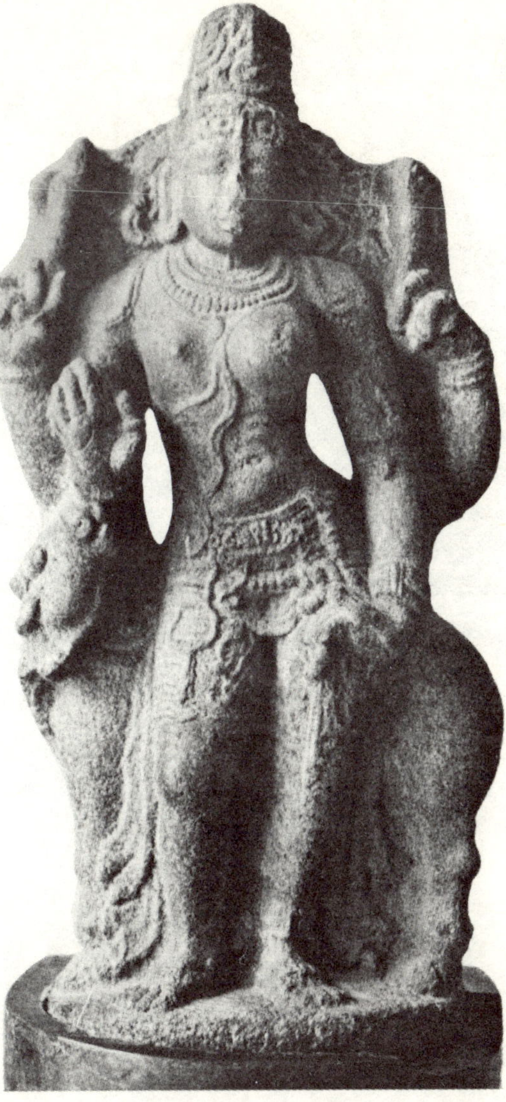

ɜott ruhen die zwei Pole in einer vollkommenen Einheit und Harmonie, in einem
ıluten Gleichgewicht ineinander. Die indische Religionsphilosophie stellt diese
ɪrheit in der Gestalt des Gottes Shiva dar, der die beiden Geschlechter in sich
inigt. (Abbildung mit freundlicher Genehmigung des Rietbergmuseums Zürich.)

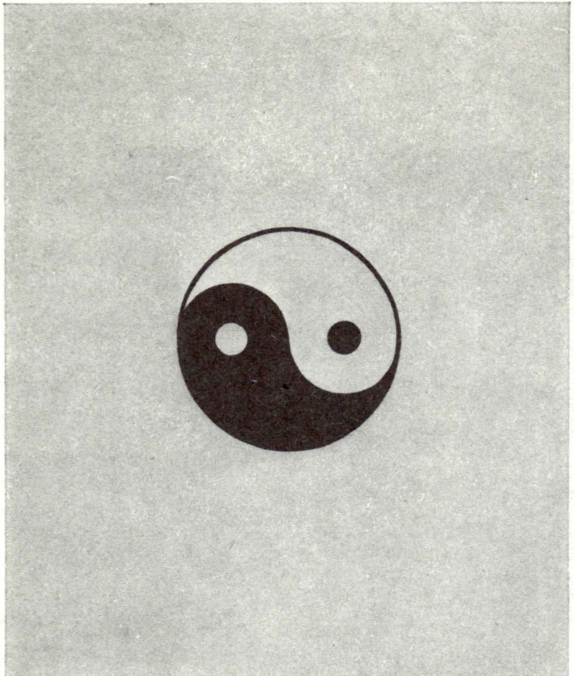

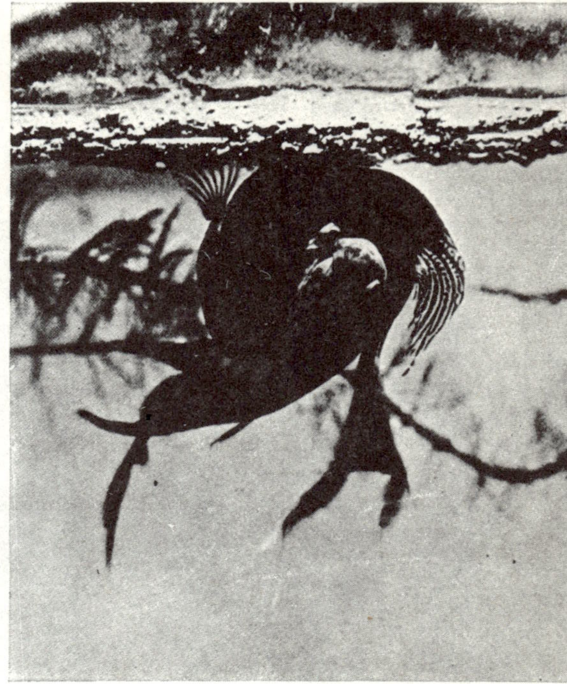

Die chinesische Darstellung des Urzustandes der zwei Pole der Schöpfung — genannt Yin und Yang — der positive und negative, der gebende und nehmende, die Kraft und der Widerstand. Sie ruhen im Urzustand, in Gott, in einem vollkommenen Gleichgewicht, in einer absoluten Harmonie ineinander. Die körperlich-geschlechtliche Vereinigung ist Nach-

Bewegung, des ersten Sich-Regens der Schöpfung immer noch besser ausdrückt. »Logos« bedeutet in der griechischen Sprache das schöpferische Prinzip, die Kraft GOTTES, das Werkzeug GOTTES, das den Willen GOTTES ausführt und die Schöpfung in Bewegung setzt, wie zum Beispiel die Hand eines Menschen, die gleichzeitig er selbst und auch sein ausführendes Werkzeug ist, die etwas *tut*. Als »Logos« in seinem noch latenten Urzustand war, als noch nichts, nicht einmal die allererste Offenbarung GOTTES, die Vokale, die Buchstaben, geschaffen waren, konnte auch »das Wort«, das aus Buchstaben zusammengesetzt ist, noch nicht existieren. Das ist ein wesentlich späteres Stadium der Schöpfung. Außerdem besteht noch eine Schwierigkeit, diesen Text richtig zu verstehen. Jeder Mensch versteht je nach seiner niedrigeren oder höheren Bewußtseinsstufe unter vielen Worten etwas ganz anderes. Das Wort »Gott« hat für jeden Menschen eine andere Bedeutung. Es ist wahr und im griechischen Originaltext nachzulesen, daß GOTT den Menschen »auf« sein Ebenbild geschaffen hat und schafft bis zum heutigen Tag, wie der Handschuh auf die Hand gezogen wird; es ist ebenso wahr, daß der Mensch dies erwidert und GOTT nach seinem eigenen, menschlichen Ebenbild schafft. Überdies gebrauchen wir heute andere Worte, um verschiedene Dinge auszudrücken, als zur Zeit Luthers. Wenn wir also nach dem *griechischen Originaltext* den Sinn dieser Sätze mit zeitgemäßen Worten auszudrücken versuchen, dann wird es ungefähr so heißen: »Am Anfang war Logos, der Wille zur Tat, die Kraft, die die Schöpfung in Bewegung setzt und ausführt, noch bei GOTT in einem latenten Zustand, als die Potenz GOTTES. GOTT war und ist diese Kraft selbst. Im Wesen ist GOTT und sein schöpferisches Prinzip, seine schöpferische Kraft, ein und dasselbe. Alle Dinge wurden von Gott durch Logos geschaffen. Gott ist das Sein, das Leben selbst, und alles, was existiert, kann nur existieren, weil das schöpferische Prinzip, der schöpferische Aspekt Gottes – Logos – sie schafft, belebt und erhält. Gott, das ewige Sein, das Leben, baute auch den Menschen – nach dem Originaltext – *auf* sich selbst, *auf* sein eigenes Ebenbild. Also ist das wahre Selbst, das innerste Wesen des Menschen, Gott selbst. Aber der Mensch, *in seinem unbewußten Zustand,* ist noch in der Finsternis und nimmt das Licht Gottes in sich nicht wahr. Er ist unbewußt und hat keine Ahnung, daß Gott, also sein ureigenes Wesen, in seinem Unbewußten wohnt.«

Das Leben ist also die schöpferische Kraft – Logos – und alles, was geschaffen wurde, wurde durch Logos geschaffen. *Alles,* vom höchsten Geist bis zur Materie, wurde und wird geschaffen, belebt und erhalten durch Logos. Aber auf der allerhöchsten, auf der siebten Ebene, ist der Geist Gottes, also Gott selbst in einem vollkommen ausgeglichenen Ruhezustand. Von hier schafft Gott, als sein eigenes schöpferisches Prinzip – da Logos Gott selbst *ist* – die ganze Skala der Schöpfung. Aus dem unendlichen Raum, aus jedem Punkt des Weltalls, von überall her strömt Leben. Zuerst entstehen und wirken rein geistige Energien der höchsten Frequenzen, dann verlangsamen sich allmählich die Frequenzen, die Wellen werden länger, und die Offenbarungsformen werden immer dichter und materieller, bis zur tiefsten Stufe, bis zur sogenannten »toten« Materie, die auch nicht tot ist, denn wir wissen, daß Materie nichts anderes als eine Energieform ist. Im Atom der Materie, gleich wie in den Sonnen- und Weltsystemen, kreist auch die schöpferische Kraft

Gottes, kreist das Leben. Es wohnt in jedem Sproß der Jakobsleiter, die vom Himmel, vom Reich Gottes, bis zur materiellen Welt, bis zur Erde herunterreicht.

Wir Menschen tragen alle Energieformen der Schöpfung in uns. Wir sind der Mikrokosmos im Makrokosmos. Unser Geist, unser wahres Selbst, ist Gott, wie Paulus schon festgestellt hat. Dann steigt, wie im Weltall, auch in uns Logos, die schöpferische Kraft unseres eigenen Selbst, tiefer, schafft unsere Gedankenwelt, schafft die emotionellen, seelischen Schichten und schließlich den notwendigen Widerstand dazu, den Träger aller höheren Energien, unseren materiellen Körper. So wie Logos außerhalb des Menschen auf allen Ebenen der Schöpfung *sich selbst* als verschiedene Energieformen offenbart und schafft, so tragen wir Menschen die ganze Jakobsleiter der Logos-Offenbarungen, die ganze Schöpfung, als die verschiedenen Aspekte unseres eigenen Selbst in uns. Und wie Logos im Makrokosmos auf jeder Stufe der Schöpfung schafft, so strahlt und offenbart auch der Mensch in seinem Mikrokosmos, auf jeder Stufe seines Wesens, durch die den verschiedenen Frequenzen der schöpferischen Kraft entsprechenden Organe alle Erscheinungsformen derselben göttlich-schöpferischen Energie, das heißt unseres eigenen Selbst, aus.

Wenn wir unser Rückgrat mit dem Gehirn und mit seiner Fortsetzung, dem Rückenmark, abbilden, bekommen wir die Form einer Schlange. Diese Schlange ist gleichzeitig das Bild der Offenbarungsform des Logos im Makrokosmos und im Menschen im Mikrokosmos. Sie ist auch das Bild seines Widerstandes, seines Trägers im Menschen: des Rückenmarks. Diese aus der feinsten, ätherischen Materie geschaffene Mark-Schlange ist der Träger der göttlich-schöpferischen Kraft, ist der Träger unseres eigenen Lebens. Die göttlich-schöpferische Kraft strahlt durch sieben geistige Zentren aus, mit allmählich sich steigernden Frequenzen, durch entsprechende Organe, welche die schöpferische Kraft als Widerstand tragen.

In Altägypten trugen die Eingeweihten auf ihrem Kopfschmuck einen aus Gold geformten Reif, der eine Schlange mit hochgehaltenem Kopf darstellte. »Eingeweiht« zu sein, bedeutete, daß ein Mensch auf allen sieben Stufen der Selbstoffenbarung, des Selbstbewußtseins, also in der ganzen Logos-Schlange, bewußt geworden war. Die Goldschlange symbolisierte sein vollkommenes Selbstbewußtsein, hinter dem kein Unbewußtes mehr blieb, also einen Menschen, der das Allbewußtsein erlangt hatte.

Die aufrecht stehende Äskulapschlange, die aus einem flachen Becher das Lebenswasser trinkt, ist auch die Darstellung der schöpferischen Lebenskraft-Schlange im Rückgrat des Menschen. Sie ist die absolute Ganzheit, also Gesundheit, folglich auch die Heilkraft gegen alle Krankheiten – das heißt Entartungen.

In Indien finden wir dieselbe »Schlange«, »Kundalini« genannt. Solange der Mensch unbewußt ist und seine höheren Nervenzentren sich noch in einem latenten Zustand befinden, ruht sie zusammengerollt im untersten Energiezentrum, das seinen Sitz im untersten Wirbelknochen, im Steißbein, hat, also im Sitz des negativen Pols der Lebensspannung! Wenn der Mensch allmählich bewußt wird und dadurch seine Energiezentren aktiviert werden, rollt sich die Kundalinischlange langsam aus und steigt immer höher, nimmt die Nervenzentren, eines nach dem anderen, in ihren Besitz, belebt sie und steigt weiter hinauf, bis zum allerhöchsten Zentrum, das sich im obersten Teil des Kopfes, im Scheitel, befindet. Dort vereinigt sie sich mit dem positiven Pol, der seinen Sitz hier, im siebten Energiezentrum hat. Dann steht sie ebenso aufrecht wie die Äskulapschlange.

Die indische Yoga-Philosophie macht einen sehr großen Unterschied zwischen dem Lebensstrom und dem Widerstand, das heißt den körperlichen Organen und Nervenzentren, die den Lebensstrom tragen. Die schöpferische Kraft – der Lebensstrom – bildet sieben Energiezentren im Wesen des Menschen, und jedes Energiezentrum – in der Yoga-Philosophie »Tschakra« genannt – wirkt wie ein Transformator, der die göttlich-schöpferische Kraft, dem nächsten Offenbarungszentrum entsprechend, tiefer transformiert. So wird die schöpferische Kraft, vom obersten Zentrum ausgehend, sechsmal transformiert, folglich gibt es sieben Energiezentren, sieben Tschakras.

Da wir Menschen diese Energie von der irdischen, materiellen Ebene aus kennengelernt haben, rechnen wir die Energiebrennpunkte, die gleichzeitig die Offenbarungsstufen sind, von unten beginnend nach oben. Die Yoga-Philosophie benennt diese sieben Energiezentren mit Sanskritworten wie folgt:

Das erste, unterste Tschakra heißt: Muhladara (»Muhla« bedeutet »Mark«); Sitz des negativen Pols, das in einem latenten Zustand, im Steißbein ruht.

Zweites Tschakra: Schwadischtana; Sitz im oberhalb der Geschlechtsorgane befindlichen Nervengeflecht.

Drittes Tschakra: Manipura; Sitz im Sonnengeflecht.

Viertes Tschakra: Anahata; Sitz im Nervenzentrum des Herzens.

Fünftes Tschakra: Vischuddha; Sitz im Nervenzentrum der Schilddrüse.

Sechstes Tschakra: Adschna; Sitz in der Stirnmitte, zwischen den zwei Augenbrauen.

Siebentes Tschakra: Sahasrara; Sitz im obersten Teil des Schädels, der gleichzeitig der Sitz des positiven Pols ist. Mit der Aktivierung dieses Gehirnzentrums erlangt der Mensch das göttliche Allbewußtsein.

In der Bibel bedeutet Tag, Licht: *Bewußtsein.* Nacht, Finsternis: *Unbewußtheit.* Demnach schafft GOTT, wie Moses, dieser große Eingeweihte, in der Bibel sagt, auf jeder Stufe des Bewußtseins – jeden »Tag« – mit den den Stufen entsprechenden Schwingungen, nur auf der siebten Bewußtseinsstufe – am siebten »Tag« – schafft er nicht, sondern ruht in sich selbst. In diesem Zustand gibt es keine Spannung, auf der eine Schöpfung aufgebaut werden könnte, da die beiden Pole, der positive und der negative, in einem vollkommenen Gleichgewicht, in einer absoluten Einheit ineinander vereinigt ruhen. Der Mensch kann dies nur in ekstatischem Zustand als reinen Bewußtseinszustand erleben, sonst würde das den Tod seines Körpers bedeuten.

Bei einigen westlichen wissenschaftlichen Autoren können wir lesen, daß der indische Yogi in dem ekstatischen Samadhi-Zustand *bewußtlos* ist. Das ist ein großer Irrtum! Im Gegenteil: er ist im Zustand des *vollkommenen Bewußtseins,* also im *Allbewußtsein.* Nur von außen schaut er bewußtlos aus, weil er kein körperliches Bewußtsein hat. Wer selbst im Samadhi-Zustand war, weiß, daß der Yogi in diesem Zustand vollkommen *bewußt,* vollkommen *wach* ist.

Wir ersehen daraus, daß es nur eine Wahrheit gibt und daß der Kern jeder Religion diese einzige Wahrheit ist. Franziskus von Assisi, die große Therese und andere große Heilige haben das Gottesbewußtsein ebenso in einem ekstatischen Zustand erlebt, wie die indischen Yogis in Asien es als »Samadhi« erlebten und noch immer erleben.

Wir Menschen erleben diese verschiedenen Stufen der Logos-Offenbarungen, diese verschiedenen Frequenzen, als verschiedene Bewußtseinszustände. Dementsprechend geben wir ihnen verschiedene Namen.

Die auf der ersten, tiefsten Stufe im untersten Zentrum als Brücke zwischen Geist und Materie wirkende Energieform der schöpferischen Kraft erleben wir in unserem Bewußtsein als Arterhaltungstrieb, als sexuell-körperlichen Drang und Wunsch, und in der Erfüllung als eine rein körperliche Befriedigung. Wir nennen sie *die sexuelle Kraft*.

Auf der zweiten Stufe erleben wir sie als die Offenbarung des Selbsterhaltungstriebes, als Stoffwechsel; in unserem Bewußtsein als Hunger, als Durst und in der Erfüllung als Sattsein.

Auf der dritten Stufe strahlt sich die schöpferische Kraft als Willenskraft aus, und wir erleben sie in unserem Bewußtsein als Willensdrang.

Auf der vierten Stufe regiert die schöpferische Kraft durch das Herzzentrum, die Gefühle, die Emotionen. In unserem Bewußtsein erleben wir sie als Empfindungen, als Gefühle; wir erleben die ganze Skala zwischen Haß und persönlicher Liebe, die Spiegelbilder sind.

Auf der fünften Stufe offenbart sich die schöpferische Kraft als unser Zeit- und Raumbegriff. Ihr Werkzeug ist die Schilddrüse, die uns in die endliche Welt, in die Zeit, einschaltet, uns mit ihr verbindet und unseren *Zeitrhythmus* gibt. Von diesem Zentrum hängt es ab, wie rasch oder langsam unser Herzrhythmus, der Rhythmus unserer Gedanken und unserer Bewegungen ist, ob wir einen Zeitraum lang oder kurz empfinden, ob wir uns immer hastig beeilen oder alles in langsamem Tempo machen. Demnach wirkt dieses Zentrum entscheidend auf die Geschwindigkeit unseres ganzen Lebensrhythmus, also auf die zeitliche Dauer unseres Lebens.

Auf der sechsten Stufe offenbart sich die Logos-Energie als Intuition. Sie schleudert in unser Bewußtsein blitzartiges, geistiges Licht, das uns neue Ideen, neue Erkenntnisse bringt. Als Bewußtseinszustand erleben wir sie als über alles strahlendes geistiges Licht, geistige Betrachtung und, was damit identisch ist, als alles umfassende, universelle Liebe. Wir fühlen die Einheit mit dem ganzen Weltall, wir verstehen die Sprache der Natur und den symbolischen Gehalt jeder Linie, jeder Form.

Auf der siebten, allerhöchsten Stufe, erleben wir durch das im obersten Teil des Schädels liegende Zentrum die göttlich-schöpferische Kraft als einen rein geistigen Seinszustand, der in unserem Bewußtsein als höchste Selbsterkenntnis, als höchstes *»Ichbewußtsein«* erscheint, das wir in uns als *»Ich bin, der ich bin«* erleben. Da gibt es keine unbewußten Gefühle, keine unbewußten Gedanken, keine nach außen gerichteten Erkenntnisse mehr, ich bin nicht mehr glücklich und friedlich – weil *»ich«* alles das *bin*, alle Gefühle, alle Gedanken, das strahlende Licht des Bewußtseins – *»ich bin«* das Glück, *»ich bin«* die Glückseligkeit und der Friede *»selbst«! Ich bin ein strahlendes, alles umfassendes, alles durchdringendes Selbstbewußtsein.*

Bei den Ausgrabungen in Mexiko hat man symbolische Darstellungen GOTTES gefunden, die diese Wahrheit, diese verschiedenen Offenbarungsformen GOTTES auf den verschiedenen Schöpfungsebenen, treffend und klar darlegen. Unten ist eine Schlange oder manchmal ein Drache, die sexuelle Kraft: Kundalini. Darauf steht die Gestalt eines Menschen, welche die körperversorgenden, emotionellen, mentalen und intuitiven Offenbarungen symbolisiert, und ganz oben, über dem Menschen, ist ein strahlendes Gesicht, das Gesicht GOTTES, das Symbol des rein geistig-göttlichen Selbstbewußtseins: GOTT! Wie hätte man die Wahrheit der verschiedenen Offenbarungsformen ein und derselben Gottheit besser darstellen können?

Der Mensch allein ist fähig, auf allen Stufen der Schöpfung bewußt zu werden und alle Offenbarungsebenen in einem göttlichen Allbewußtsein zusammenzufassen, weil nur der Mensch in seinem Körper den verschiedenen Formen der schöpferischen Energie entsprechende Organe hat. Diese Organe sind fähig, als entsprechender Widerstand die verschiedenen Schwingungen und Frequenzen der verschiedenen Offenbarungsformen der universalen, schöpferischen Energie zu tragen. Ebenso wie sie geeignet sind, diese Schwingungen und Frequenzen aus dem Weltall aufzunehmen, sind sie auch fähig, dieselben schöpferischen Energien als Absender auszustrahlen. Diese Organe sind die wichtigsten Nerven- und Gehirnzentren, welche die Schwingungen der verschiedenen schöpferischen Energieformen den entsprechenden mit ihnen eng verbundenen Drüsen übergeben, in denen die Transformation stattfindet. Bei dem Menschen auf der tiefsten Stufe seines Menschentums ruhen die meisten dieser Nerven- und Gehirnzentren noch in einem latenten, schlummernden Zustand. Sein Bewußtseinsgrad ist entsprechend tief und primitiv. Der Weg seiner Entwicklung ist, diese Zentren eines nach dem anderen in den Besitz seines sich steigernden Bewußtseins zu nehmen und sie zu aktivieren, bis alle Nerven- und Gehirnzentren in Aktivität gesetzt worden sind und der Mensch die ganze Skala der Schöpfung, *bis zum Schöpfer,* in sich bewußt gemacht hat.

Das Heizmaterial, mit dem der Mensch seine latenten Nerven- und Gehirnzentren wie eine Radiolampe anheizen und aktivieren kann, ist die sexuelle Kraft, die er in seinem eigenen Körper trägt. Solange der Mensch sich noch auf einer tiefen Bewußtseinsstufe befindet, ist nicht er Herr über die sexuelle Kraft, sondern diese über ihn. Er ist noch ganz ihr Sklave, ist ihr noch vollkommen ausgeliefert. So ahnt er auch nicht, daß diese Kraft ein Geheimnis in sich trägt, daß seine eigene sexuelle Kraft ihm die Tür zur Macht des Geistes öffnen kann, daß er mit Hilfe dieser Kraft in seinem göttlichen Selbst – in Gott – bewußt werden und damit die Unsterblichkeit und Herrschaft über die Materie, über die ganze Natur erlangen kann. Damit hat er den geheimen Schlüssel zum Stein der Weisen gefunden, er ist ein weißer Magier geworden.

Die Alchimisten im Mittelalter, die Rosenkreuzer, diese großen Eingeweihten, weisen in ihren merkwürdigen Schriften, in denen sie die nackte Wahrheit nicht aussprechen wollen, immer wieder darauf hin, daß das Material, woraus man den Stein der Weisen herstellen kann, sehr leicht zu finden ist und es jeder Mensch in seinem Besitz hat. Sie wollten ihr Wissen vor den niedrigstehenden Menschen, die auch damals schon mit allem Unfug getrieben und das Geheimnis der sexuellen Kraft aus lauter Unwissenheit zu krankhaften Perversitäten mißbraucht hätten, schützen. Gleichzeitig wollten sie aber den Schlüssel zu diesem Geheimnis nur solchen Menschen weitergeben, die schon die Tiefe haben, es nicht zu mißbrauchen. Sie wollten denkende Menschen auf den richtigen Weg führen, *wo* sie das Geheimnis suchen sollen, in der Hoffnung, daß manche es finden würden. Aus ihren Schriften geht unmißverständlich hervor, daß das Material zum Stein der Weisen *im Menschen selbst liegt*. Schon dieser harmlose Hinweis hat furchtbare Grausamkeiten verursacht. Wir kennen Prozesse aus dem Mittelalter, aus denen man ersehen kann, daß Schloßherren, die den Stein der Weisen herstellen wollten und die Schriften der Rosenkreuzer so verstanden hatten, daß er aus dem Menschen selbst hergestellt werden müßte, das menschliche Blut für das geheime Material hielten. So töteten sie ihre Leibeigenen mit unvorstellbarer Grausamkeit in Massen, um aus den Körpern die notwendige Substanz zu erhalten. Diese halbwissenden Schloßherren, den »natürlichen Menschen« des Apostels Paulus gleich, das heißt den unbewußten, unwissenden, »toten« Menschen, bedachten nicht, daß die Sache viel einfacher war, als sie ahnten. Sie hätten nur bedenken sollen, daß die Quelle, durch die das Leben auf der Erde weitergegeben wird, die sexuelle Kraft ist. Die Quelle des Lebens – das berühmte Lebenselixir der Rosenkreuzer – tragen wir also in uns! Aus dieser Quelle fließt ein Strom, das Leben selbst, »das Feuer ist, dennoch wie Wasser fließt«. Wie hätten sie besser erklären können, was für eine Energie, die wie Elektrizität, wie Wasser fließt, dennoch kein Wasser, sondern Feuer ist, in unseren Nervengängen strömt; also »ein feuriges Wasser, das wässeriges Feuer«

ist, »ein Strom aus Feuer, der wie Wasser fließt«, wie es in den Rosenkreuzer-Schriften wörtlich heißt. Der unwissende Mensch gebraucht diese »eigene Quelle«, seine sexuelle Lebensenergie meistens, ohne Kinder zeugen zu wollen, nur, um daraus erotische Genüsse zu ziehen. Er ahnt nicht, daß er, wenn er den Lebensstrom, der aus seiner »eigenen Quelle« fließt, nicht ausgibt, sondern für seinen eigenen Körper behält und die Lebensquelle für sich selbst verwendet, damit seine höheren Energiezentren – die Tschakras – anheizen, aktivieren und auf diese Weise Macht über sie erlangen kann. Würde er den Lebensstrom, das Leben selbst, nach seinem Willen für seinen eigenen Körper gebrauchen, so könnte er seinem eigenen Körper neues Leben geben, ihn damit regenerieren und sogar die Unsterblichkeit der Zellen – die Transmutation, wie die Rosenkreuzer diesen Prozeß nennen – erlangen. Er könnte die sexuelle Kraft, in schöpferisch-geistige Kraft umgewandelt, durch die höheren, geistigen Zentren in seinem eigenen Dienst schöpferisch gebrauchen und gleichzeitig im Dienst des großen Werks – der Vergeistigung der Erde – mitwirken. Selbstverständlich ist dazu, daß ein Mensch in den Besitz dieses Geheimnisses kommt, *unerläßlich, daß er eine erhabene, hochmoralische Einstellung und Lebensauffassung hat!* Und da diese höchst selten zu finden sind, haben die »Alchimisten«, die Rosenkreuzer und andere Eingeweihte, nur in Symbolen gesprochen oder gänzlich geschwiegen.

Heute ist es im Gegensatz zu jener Zeit so weit gekommen, daß darüber gesprochen werden muß, um die moralische Einstellung der Menschen zu wecken. Und das nicht aus sentimental-religiösen, sondern aus allgemein menschlichen Gründen, weil die seelische Konstitution des Menschen von GOTT so geschaffen ist, daß er, wenn er gegen die inneren moralischen Gesetze, die jedem Menschen innewohnen, lebt, unweigerlich in Unglück, Verzweiflung und seelische Finsternis gerät. Die Menschen haben einige Wahrheiten, die von großen Psychiatern entdeckt worden sind, mißverstanden und mißdeutet. Noch obendrein durch von halbwissenden Scharlatanen verbreitete Irrtümer verwirrt, mißbrauchen sie ihre sexuelle Kraft, indem sie sie immer mehr vermaterialisieren und beinahe ausschließlich zu erotischen Genüssen benützen. Diese Einstellung trägt eine solch große Gefahr in sich, daß wir die Aufmerksamkeit der suchenden Menschen, besonders aber der durch irrtümliche Auffassung über »Verdrängung« und »Befreiung von seelischen und körperlichen Hemmungen« und »Hemmungslosigkeit« verführten Jugend zu erwecken versuchen wollen. Dies tun wir, selbst wenn mit Bestimmtheit damit zu rechnen ist, daß viele aus dem Geheimnis der sexuellen Kraft wieder krankhafte Perversitäten schaffen werden. Es muß einmal offen gesagt werden, daß es möglich ist, die sexuelle Kraft auch für viel höhere Zwecke zu gebrauchen als nur dazu, um zu versuchen, die aus der eigenen unendlichen Leere stammende Langeweile mit erotischen Erlebnissen zu vertreiben. Die sexuelle Kraft ist die göttlich-schöpferische Kraft selbst, man kann sie himmlisch wie höllisch gebrauchen. Aber wenn sie höllisch gebraucht wird, schlägt sie zurück und stürzt den, der sie mißbraucht hat, selbstverständlich und unausweichlich in die Hölle.

Vielleicht werden unter den vielen irregeführten jungen Menschen wie auch Erwachsenen solche sein, die aufhorchen und, zunächst vielleicht aus lauter Neugierde, wenigstens auf eine gewisse Zeit ein Experiment wagen. Sie werden während dieser Experimente solch tiefgreifende Erfahrungen sammeln, daß sie endgültig auf den Weg der Wahrheit treten und diesen Weg nie mehr verlassen werden. Und es wird gewiß auch viele geben und gibt sie schon, die aus einer aufrichtigen Sehnsucht nach Gott üben werden. Und wenn nur wenige Menschen dadurch auf den richtigen Weg geführt werden, hat dieses Buch seinen Zweck erfüllt.

Damit wir aber die Experimente richtig ausführen können und überhaupt begreifen, worin sie bestehen, müssen wir zunächst noch einige Dinge kennenlernen und durchdenken. Denn dieses Buch möchte auch den Weg der richtigen, wohl ausgeführten Praxis zeigen. Christus prophezeit in der Bibel daß einmal eine Zeit kommen wird, in der die Geheimnisse der Wahrheit vom Dach verkündigt werden. Verschiedene auffallende Zeichen zeigen uns, daß diese Zeit gekommen ist. Die Wahrheit über die sexuelle Kraft muß endlich einmal aufgedeckt werden. Was die Menschen daraus machen, hängt von ihrer moralischen Reife ab. Aus Atomkraft kann man schließlich auch nützlichere Dinge machen als Waffen, mit denen die Menschheit sich selbst auszurotten plant! Ebenso ist es möglich, die sexuelle Kraft, da sie die göttlich-schöpferische Kraft – Logos –, das Wesen des Menschen selbst ist, höllisch oder himmlisch zu gebrauchen. Wenn der Mensch die geistige, magische Kraft und damit die Macht einmal in die Hände bekommen hat, hängt es von ihm ab, ob er ein schwarzer oder ein weißer Magier wird!

FALSCHE UND RICHTIGE AUFFASSUNG ÜBER DIE SEXUELLE KRAFT

In der Johannesoffenbarung (5, Vers 6) lesen wir, wie Logos, als ein Lamm mit sieben Hörnern und sieben Augen dargestellt, die Aufgabe auf sich nimmt, sich in die Materie hineinzukleiden, sie zu beleben, zu vergeistigen, die Materie zu GOTT zurückzuführen: »... und mitten unter den Ältesten stand ein Lamm, wie erwürget wäre [der Geist fühlt sich in der Materie, im Körper wie erwürget]; und hat sieben Hörner und sieben Augen, welches sind die sieben Geister GOTTES, gesandt in alle Lande.« Und: »Siehe, das ist GOTTES Lamm, welches der Welt Sünde trägt!« (Joh. 1, 29.) »Die Sünde dieser Welt tragen« bedeutet für den Geist, die Eigenschaften der Materie auf sich zu nehmen. Die Eigenschaften der Materie sind für den Körper, der Materie ist, keine Sünde. Dieselben Eigenschaften sind aber für den Geist Sünde. Die Eigenschaften, die Gesetze der Materie, sind genau denen des Geistes entgegengesetzt. Paulus sagt in seinem Brief an die Galater (5. Kap. Vers 17 und 18): »Denn das Fleisch gelüstet wider den Geist und der Geist wider das Fleisch. Dieselben sind widereinander, daß ihr nicht tut, was ihr wollt. Regieret euch aber der Geist, so seid ihr nicht unter dem Gesetz« [des Fleisches, der Materie]. – Die Gesetze der Materie sind Zusammenziehung, Abkühlung, Versteifung, Verhärtung, Verdichtung. Die Gesetze des Geistes sind Feuer, Wärme, Hitze, Ausdehnung, Ausstrahlung. Für den Geist ist also Sünde, wenn er die Eigenschaften der Materie offenbart. Und ebenso ist es Sünde, wenn die Materie die Eigenschaften des Geistes offenbart. Das Lamm GOTTES ist Geist, und wenn es sich in die Materie kleidet, muß es sich den Gesetzen der Materie unterwerfen und die Eigenschaften der Materie, die für das Lamm Sünde bedeuten, auf sich tragen. Nur so kann Logos die Materie vergeistigen und sie zu GOTT zurückführen.

Das schöpferische Prinzip – Logos –, das Lamm GOTTES, sagt von sich selbst an einer anderen Stelle der Bibel: »*Ich bin* der Weg und die Wahrheit und das Leben, niemand kommt zum Vater denn durch *mich.*« (Joh. 14, 6.) So ist das Leben – das *ich* selbst *bin,* nach den eigenen Worten des Logos – selbst der Weg, durch den wir zum Vater gelangen. Dazu hat sich das Leben zuerst in die Materie gekleidet, aus ihr eine geeignete Hülle, einen Körper geformt und in diesen Körper Organe hineingebaut, die geeignet sind, immer weitere Körper zu zeugen. Durch diese fließt der göttliche Strom des Lebens ohne Unterbrechung weiter, immer neue und neue Hüllen formend, die immer fähiger werden, die Schwingungen des Geistes als Widerstand zu tragen und zu offenbaren. Und während die materielle, lebendige, aber noch unbewußte Hülle, die Person, ihr Schattenleben lebt, wird sie aus ihrem Unbewußten vom Leben, das in seiner materialisierten Form die sexuelle Kraft ist, bearbeitet, ja gequält, um in ihr das Bewußtsein zu erwek-

ͻottesdarstellung in Altmexiko: Jnten eine Schlange — die seuelle Kraft — darauf die Gealt eines Menschen, die die örperversorgenden, emotionel-n, mentalen und intuitiven ffenbarungen symbolisiert, und ınz oben das körperlose, reinistige und strahlende Selbstewußtsein: GOTT.

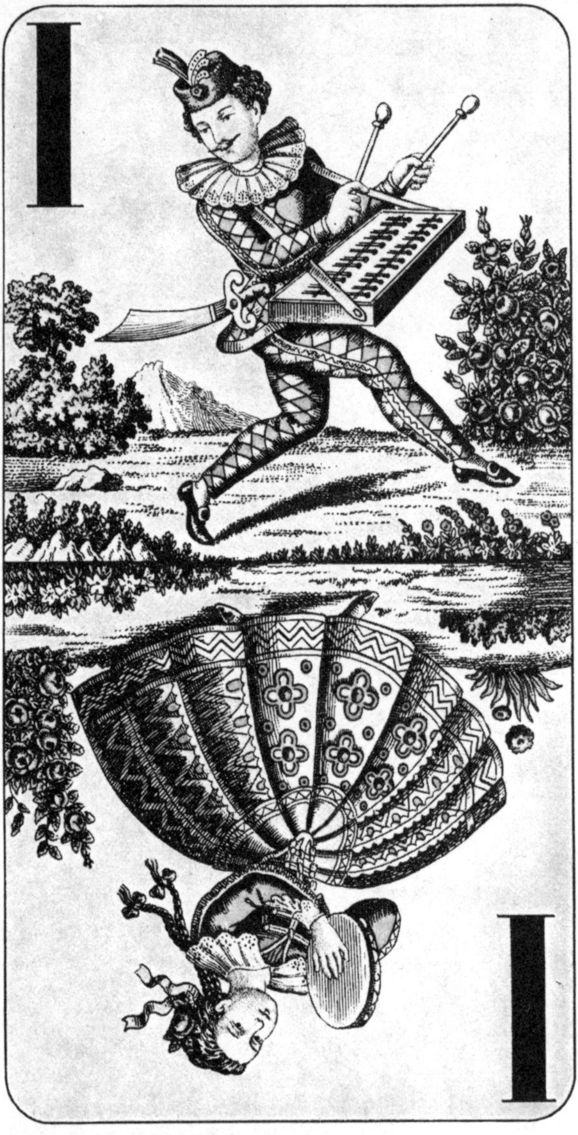

Die erste, kleinste Tarotkarte stellt die noch »toten« Menschen dar, die im Ge noch unbewußt sind und nur ein rein körperliches Dasein führen. Sie sind vor noch getrennte Geschlechtswesen — »Mann« und »Weib« — und denken auch nu den Grenzen der Geschlechter. Diese sind die kleinen Marionetten, die kleinen »I sonen«, die auf der Handfläche des großen, geschlechtslosen *Ich* herumtanzen, wi ihre Rolle auf Erden wünscht.

ken. In dem eigenen, nocn unbewußten Teil seines materiellen Wesens treibt sein eigenes höheres Selbst – das Logos ist – den primitiven Menschen ohne Unterlaß als *sexuelle Kraft* dazu an, in sich selbst, im materiellen Körper bewußt zu werden und das, was in seinem tiefsten Wesen er selbst is – Gott –, kennenzulernen, das heißt *Selbsterkenntnis zu erlangen.* Solange der Mensch unbewußt ist, erlebt er Gott in sich als den sexuellen Drang, wenn er bewußt geworden ist, als sein eigenes *Selbst,* als sein eigenes wahres Wesen, als *Ich bin!* – Gott ist dem Menschen der absolute *Selbstbewußtseinszustand.*

Das Leben, das ewige Sein, Gott, hilft in dieser Weise *sich selbst,* in der Materie, im Körper immer bewußter zu werden, bis das größte Wunder vollbracht ist: in ein und demselben göttlichen Selbstbewußtsein sind die Gegensätze, die geistigen und materiellen Gesetze zusammengefaßt, die Materie ist durchgeistigt, und in diesem durchgeistigten Körper ist das in die Materie bei der Geburt hineingestorbene schöpferische Prinzip – Logos, das Opferlamm – endlich, nach Äonen dauernder Entwicklung, auferstanden und wieder es selbst, Gott, geworden. Das Lamm und die Braut, Logos und das Bewußtsein des körperlichen Wesens, sind *eins* geworden. Die himmlisch-mystische Hochzeit ist vollbracht!

Das Mißverstehen der heiligen Schriften und falsche religiöse Erziehung haben den westlichen Menschen dahin gebracht, daß er die zu diesem Zweck unbedingt notwendige Weiterführung des Lebens, das Zeugen immer neuer Generationen und den damit verbundenen körperlichen Genuß und das Glücksgefühl, als Teufelswerk betrachtet und den Begriff der »Erbsünde« sich einprägen ließ, ja daß er die dazu geschaffenen, unbedingt notwendigen körperlichen Organe bis zum heutigen Tag als sündhaft-obszöne Dinge ansieht. Wie wunderbar rein und göttlich ist dagegen die Auffassung antiker und lebender asiatischer Völker, die das männliche Geschlechtsorgan, den Lingam, heilig halten und als die *äußere materielle Form des Göttlichen* anbeten, dient es doch dazu, das Allerhöchste: das Leben, das ewige Sein, GOTT, durch die Materie, durch den Körper zu offenbaren und weiterzuführen. Maßlose Naivität gehört dazu, in der Anbetung des Lingam durch die Orientalen eine Anbetung des körperlich-männlichen Organs zu vermuten! Glaubt man im Westen immer noch, daß die antiken Völker und die Orientalen, die die allerhöchste Kultur erreicht haben, so dumm waren und sind, einen bestimmten *Körperteil* anzubeten? Die Orientalen beteten und beten niemals die Materie, nie den Körper an, sondern die durch die materielle Form sich *manifestierende Gottheit!* Ihre ganze Religionsphilosophie, ihre absolute Geringschätzung des Körperlichen, zeigen klar diese erhabene Mentalität. Ebenso ist es eine völlig unrichtige Auffassung der westlichen Menschen, in den erhabenen Darstellungen des Zeugungsaktes, welche die herrlichen Sonnengott-Tempel in Konarak, Bubaneschwar und andere Tempel in Indien zieren, pornographischen Selbstzweck zu sehen. Die erleuchteten Inder, die diese atemberaubenden, prachtvollen Kunstwerke geschaffen haben, betrachteten den Zeugungsakt nicht als eine obszöne Handlung, sondern als die Nachahmung des Urzustands GOTTES, als das Ebenbild des Lebens, in dem die zwei Pole ineinander ruhen und ein neues Leben, eine neue Verkörperung ermöglicht wird. Sie betrachteten den Zeugungsakt als die Gottheit selbst, die sich durch die Materie in zwei Hälften, in zwei Geschlechter, geteilt und, durch die Geschlechter wieder in einer Einheit vereinigt, manifestiert, um das Leben auf der Erde in der Materie weiterzuführen, damit das große Ziel erreicht und ermöglicht werde, *die Materie zu vergeistigen, in der Materie göttliches Selbstbewußtsein zu erlangen, die Auferstehung des menschlichen Bewußtseins in* GOTT *zu erleben!*

Es ist unverständlich, wie die weiße Rasse dazu gekommen ist, den Zeugungsakt, der uns und unseren Kindern das Leben gibt, als eine obszöne Handlung zu betrachten, über die man nicht sprechen darf. Wenn das etwas wäre, worüber man sich schämen müßte, warum tun es dann die Menschen, die so denken, dennoch? Und warum hat dann GOTT, nach dieser Denkungsart, die Welt so geschaffen, daß diese verwerfliche Handlung unbedingt notwendig ist, um lebendige Wesen zeugen zu können?

Was für ein riesiger Unterschied ist zwischen der Auffassung der Orientalen, die den Lingam als die Verkörperung der göttlichen Kräfte des Lebens betrachten und in ihm das Göttliche anbeten, um Kinder zu bekommen, und der westlichen Auffassung, nach der man den klassischen, vollendeten Darstellungen der griechischen und römischen Götter das Geschlechtsorgan abgebrochen und die beschädigten Stellen mit einem Wein- oder Feigenblatt bedeckt hat. (Es ist gerade so, als ob man die Aufmerksamkeit noch stärker hätte hinlenken wollen.) Die Menschen, die so handeln, verraten, daß sie selbst sexuell pathologisch sind. Anstatt den sexuellen Zeugungsakt als eine erhabene Erfüllung des Dranges nach Einheit – nach Liebe – und als lebenspendende, GOTT nachahmende, Glücksgefühl schenkende Handlung zu betrachten, machen sie daraus einen tierischen

Selbstzweck, der nur dazu gut ist, geile und krankhafte Wollust zu erleben, die gar nichts mit Liebe und wahrem Glück zu tun hat. Wenn diese Menschen nicht so denken würden, hätten sie keinen Grund dazu, die Geschlechtsorgane als obszöne Dinge zu verstecken. *Sie* machen durch ihre niedrigstehende Mentalität aus den Geschlechtsorganen obszöne Dinge. Diese Menschen ziehen das Göttliche in ihre eigene Unreinheit hinab. Schuld daran ist aber nicht die göttliche, lebenspendende Kraft und sexuelle Handlung, sondern die Einstellung derjenigen, die daraus wirklich etwas machen, worüber sie sich schämen müssen. Kein Wunder, daß die Zeit kommen mußte, in der das Pendel aus der Prüderie in die andere Richtung ausschlug. Die Folge davon ist, daß es heute viele pathologische Menschen gibt, die einerseits der Sexualität übermäßiges Gewicht beimessen, indem sie für *jede* seelische Störung einen sexuellen Grund nachzuweisen suchen, anderseits bagatellisieren sie die sexuelle Kraft damit, daß sie überall, wo es eine Möglichkeit dazu gibt, hemmungslosen sexuellen Verkehr provozieren. Als ob die geschlechtliche Vereinigung eine Zigarette wäre, die man raucht und wegwirft, womit die Angelegenheit vergessen wäre! Diese Menschen wissen nicht, daß die sexuelle Kraft eine Offenbarung des *Wesens des Menschen* selbst ist und er keinen geschlechtlichen Verkehr ausüben kann, *ohne sich selbst* – ob bewußt oder unbewußt – *mithineinzugeben*. Die Partnerin oder der Partner ist kein Gegenstand, den man gebraucht und wegwirft, sondern ein lebendes Wesen, das auch eine menschliche Seele besitzt, sogar die Prostituierten sind es! – Diese verirrten Menschen versuchen die Sehnsucht nach Glück und nach seelischem Gleichgewicht mit rein körperlichem, sexuellem Verkehr zu befriedigen. Die

Menschen sehnen sich nach *Liebe,* nicht aber nach rein körperlicher Befriedigung.

Es ist ein gefährlicher Irrtum, Liebe in Sexualität, ohne geistige oder seelische Beziehungen, zu suchen und Liebe durch Sexualität ersetzen zu wollen. Selbstverständlich glauben zum Beispiel Frauen, die von ihren leblosen, uninteressanten und uninteressierten »toten« Männern nie die kleinste Äußerung der Liebe zu spüren bekommen, daß *das* Liebe ist, wenn der Mann in der kurzen Zeit der Erregung sich für die Frau interessiert und unter der Wirkung der sexuellen Kraft Spuren von Zärtlichkeit offenbart, und wollen deshalb mit dem Mann sooft wie möglich sexuellen Verkehr provozieren. Dies geschieht nicht, weil sie selbst in erster Linie sexuellen Verkehr wünschten, sondern weil sie sich nach »ein bißchen Liebe« sehnen. Gelingt es dann mit dem Ehemann nicht, so versuchen sie, wenn sich eine Gelegenheit ergibt – und sie findet sich immer! –, von einem *anderen* Mann Liebe zu bekommen und die Sexualität auszuleben. Meistens, ohne daß sie das wirklich aus einer sexuell-körperlichen Unbefriedigtheit tun würden. Der Körper wünscht viel seltener sexuelle Befriedigung, als man glaubt! Die Männer sehnen sich danach, daß die Frau zu ihnen aufschaut, sie als höchste Offenbarung GOTTES, als *Mann* bewundert. Wenn er diese Anerkennung zu Hause nicht findet, trifft er gewiß eine andere Frau, die ihm Bewunderung zollt, und dann sieht es so aus, als ob er eine sexuelle Verbindung gesucht hätte. Der Mann wie die Frau suchen bei der Liebhaberin oder beim Liebhaber »*Liebe*«, und der Irrtum besteht darin, daß sie sie von diesen »anderen« zu bekommen glauben, weil sie diese während einer geheimen Begegnung immer nur in Erwartung eines sexuellen Verkehrs, also in einem erregten Zustand treffen. Und die Sexualität ahmt die Liebe nach. Sie zwingt einen, zärtlich zu sein, den anderen zu umarmen, ihn an sich zu drükken und sich gegenseitig mit den Offenbarungen der Sexualität zu betäuben, als ob man wahre Liebe gäbe. Was folgt nach solchen Erlebnissen? Gegenseitige Enttäuschungen, bitterer Nachgeschmack, gegenseitige Beschuldigungen oder öde Einsamkeit bleiben zurück und bei Frauen meistens noch das verzweifelte Gefühl des Ausgenütztseins und der Verunreinigung. *Keines von beiden hat wahre Liebe gegeben, sondern nur vom anderen erwartet, also hat auch keines Liebe bekommen!* Liebe kann man nie mit leerer, rein körperlicher Sexualität ersetzen! Und die Menschheit sehnt sich, lechzt nach *Liebe!* Diese vielen armen, jungen Menschen, die kaum den Kinderschuhen entwachsen sind und die vielleicht auch in ihrer Kindheit von ihren Eltern kaum Liebe bekommen haben, da die »zivilisierte« Lebensweise nicht mehr auf Liebe eingerichtet ist, laufen nach sexuellen Abenteuern, suchen sexuelle Ausschweifungen, weil sie *Liebe* suchen! Die vielen seelisch erkrankten Menschen, ob jung oder erwachsen, kann man nur mit Liebe heilen und nicht damit, daß man ihnen den sexuellen Verkehr bagatellisiert, sie von ihren diesbezüglichen Hemmungen befreien will und sie überredet, ein zügelloses, hemmungs- und wahlloses sexuelles Leben zu führen. Wie viele von diesen jungen und auch älteren Menschen suchen Rat nach solcher unverantwortlicher seelischer Behandlung, um ihre verlorene körperliche und seelische Sauberkeit wieder zu erlangen. Und wenn man ihnen nur ein wenig Liebe und Verständnis entgegenbringt, gehen sie geheilt in das Leben zurück, um nützliche Mitglieder der menschlichen Gesellschaft zu werden. Und noch keinen einzigen haben wir getroffen, der von der Sauberkeit, die ihm empfohlen wurde, »Verdrängung« oder »Trauma« bekommen hätte. Unter »Sauberkeit« wird natürlich nicht nur ein enthaltsames, sondern auch ein gesundes, auf *Liebe* basiertes Liebesleben verstanden.

Versuchen wir also das Pendel in die Mitte zu bringen, und versuchen wir, nach dem durch »Verdrängung« und »Trauma« eingetretenen Ausschlag auf die Seite der übertriebenen, wahllosen sexuellen »Hemmungslosigkeit« und falschen Vorstellungen von sexueller »Freiheit«, zu einer normalen Auffassung von der Sexualität zu kommen.

Wir sollen dem Beispiel großer Eingeweihter folgen, welche die sexuelle Kraft nicht als Teufelswerk betrachten, sondern das Geheimnis dieser Kraft kennen und wissen, daß einzig und allein sie uns Menschen hilft, das Endziel – GOTT – zu erreichen. Hier zeigt sich wieder die unendliche Weisheit in der Einrichtung der ganzen Schöpfung. Wie uns allein unsere Unwissenheit das Wissen bringt*, so ist es einzig und allein die sexuelle Kraft, die uns die Erlösung von ihr selbst, von der sexuellen Kraft bringt! Die sexuelle Kraft befreit uns von den von ihr selbst verursachten, sich immer wiederholenden sexuellen Wünschen und führt uns aus der Sterblichkeit, aus dem Tode, zur Erlösung, zur Auferstehung, zum LEBEN.

Die mittelalterlichen Alchimisten, die Rosenkreuzer, haben diesen Entwicklungsprozeß sehr geistreich dargestellt: der weise Mensch stellt den Stein der Weisen so her, daß er seinen Lebensbaum in einen mit Lebenswasser gefüllten Waschtrog stellt,

* Siehe: Elisabeth Haich, Yoga im heutigen Lebenskampf.

unter dem der Drache, die sexuelle Kraft, mit seinem Feuer ununterbrochen heizt, um ihn zum Blühen zu bringen.

Verachten wir also die Sexualität nicht und betrachten wir sie nicht als die teuflische Kraft, die den Menschen zum Tier macht, aber *machen wir aus ihr auch keine teuflische Kraft,* die den Menschen zum Tier macht.

Betrachten wir die sexuelle Kraft als den Schlüssel, der uns die Tür zwischen Geist und materieller Welt, von oben nach unten, aber auch von unten nach oben öffnen kann. Betrachten wir sie also als göttliche Triebkraft, die uns zur Erschaffung weiterer Generationen befähigt, das Leben von oben nach unten im Körper weiterzuführen, anderseits aber auch als dieselbe mächtige Kraft, die den Menschen von unten nach oben aus seinem Tierwesen in einen geistigen Menschen verwandelt und den Tod besiegen hilft. Wir müssen dankbar sein, daß die sexuelle Kraft uns auf beiden Wegen, bei richtigem Gebrauch, so viel Glück gibt. Auf dem Wege von oben nach unten kurzes und vergängliches, auf dem Wege von unten nach oben ewiges Glück.

Gebrauchen wir ihr Feuer, um unseren Lebensbaum in die Höhe wachsen zu lassen und zum Blühen zu bringen. Bedenken wir: Der primitive Mensch steht noch auf der niedrigsten Stufe des Bewußtseins. In seiner tierischen Selbstsucht lebt er in sich vollkommen isoliert und eingemauert, sein Herz ist noch tot, und er hat noch keine Ahnung, was Liebe heißt. Die sexuelle Kraft, dieses elementare Feuer, ist einzig und allein fähig, sein totes Herz zum ersten Mal zu durchglühen. Und wenn er während der kurzen Zeit der Erregung auch nur eine Vorahnung der Liebe erlebt und äußert, so ist dies doch schon der erste Schimmer der göttlichen Liebe. Durch die Sexualität lernt er das erste Mal *das Glück des Gebens* kennen. Und obwohl seine erste dämmernde Liebe noch nichts anderes ist als eine tierische Begierde, eine leidenschaftliche Begierde, ist dennoch sein erregter Zustand, wenn auch noch ganz unbewußt und auf kurze Zeit, schon ein Drang nach Einheit, nach Liebe! Wenn er auch diesen Drang nach Liebe vorerst nur im Körper erlebt und daher auch die Befriedigung nur im Körper suchen kann, ist es doch schon die erste Widerspiegelung der geistigen Einheit im großen Selbst, die er unbewußt sucht und nach langem Suchen, nach langer, vielleicht Äonen dauernder Entwicklung finden wird, weil es in seiner Bestimmung liegt, sie zu finden. Die sexuelle Kraft verursacht uns innere Unruhe, die uns nie stehenbleiben läßt und uns immer weiterjagt und zwingt, nach vielen Umwegen den inneren Pfad zu finden. In einem unerwarteten Augenblick wird unser Selbstbewußtsein, inmitten der tierischen Triebe, und in der »Nacht«, in der Finsternis des Unbewußtseins geboren, wie das göttliche Kind in einem Stall inmitten von Tieren in der »Nacht«, in der Finsternis geboren worden ist. Und der Mensch macht sich auf und entschließt sich auf dem großen Weg, vom ersten Bewußtwerden im Selbst bis zum paradiesischen Allbewußtsein, zum Ziel zu wandern. In dem Maße, wie er auf diesem langen Weg in sich allmählich bewußt wird, entfaltet sich in ihm die Fähigkeit, über die schöpferische Energie in jeder ihrer Erscheinungsformen zu herrschen und sie nach seinem Willen zu gebrauchen. Wenn er einmal die höchste Stufe, die Quelle der schöpferischen Kraft erreicht hat, wird er fähig sein, die niedrigeren Energieformen der göttlich-schöpferischen Kraft in ihre höheren Formen umzuwandeln und mit den höheren, geistigen Energieformen die niedrigeren Formen zu beherrschen und zu lenken und alle diese Energien durch die entsprechenden Nervenzentren zu manifestieren. Lernen wir diese göttliche Kraft kennen, und versuchen wir durch ihre Hilfe auf der Jakobsleiter höher zu klimmen und gleichzeitig damit ihr selbst – der sexuellen Kraft – zu helfen, sich in ihre höheren Schwingungen, in geistige Kraft umzuwandeln. Wo unser Bewußtsein ist, dort wirkt die schöpferische Kraft.

DIE LEITER JAKOBS

Menschen, die den Yoga-Weg mit der Absicht beginnen, die sexuelle Kraft zu *verleugnen* und plötzlich ein enthaltsames Leben führen wollen, verraten, daß sie nicht nur die göttliche Abstammung dieser Kraft, sondern auch die Kraft selbst überhaupt nicht kennen! Und wie will der Mensch über etwas herrschen und es ohne Opfer, ohne Verzicht aufgeben, wenn er dieses Etwas zuerst nicht gründlich kennengelernt hat und damit fertig geworden ist?

Solange ein Mensch in der Sexualität noch unausgekostete Möglichkeiten der Wonne ahnt, kann er und soll er das sexuelle Leben nicht aufgeben. Er würde dann in dem Glauben leben, daß er etwas versäumt und verloren hat; und wenn es auch ein noch so großer Irrtum ist, wird ihn diese falsche Vorstellung immer wieder unwiderstehlich zu sexuellen Erlebnissen hinreißen. Zu GOTT gelangen kann nur derjenige, der die Sexualität mit allen ihren Möglichkeiten in diesem oder einem früheren Leben durch und durch bis zur Neige kennengelernt und ausgekostet hat. Sonst, wenn er die Sexualität nicht kennt, wird er auch Gott nicht erreichen können. Die sexuelle Kraft ist der Träger des Lebens, also auch eine Offenbarung, wenn auch die niedrigste, materielle Offenbarung Gottes! Wenn wir zu Gott gelangen wollen, müssen wir das Hinaufklimmen auf der Jakobsleiter bei der untersten Sprosse beginnen (1. Mose 28, 12). Stufen kann man nicht überspringen, und wie könnte jemand etwas aufgeben und weitergehen, auf die nächste Stufe steigen, bevor er dieses Etwas, diese Stufe gründlich kennengelernt hat?

Wenn ich die sexuelle Kraft, ohne sie kennengelernt zu haben, in mir ausrotten will, so wird diese Kraft sich *mit allen meinen eigenen Kräften* gegen mich richten, weil diese Kraft, wenn auch unbewußt, *ich selbst bin!* Eben deshalb *ist sie genauso stark, wie ich selbst stark bin!* Ich kann sie auf keinen Fall vernichten, denn das würde bedeuten, daß ich *mich selbst* vernichte. Vernichten kann man die sexuelle Kraft nicht, nur umwandeln kann man sie! Man kann sie nur *sein!*

Ich muß durch die Erfahrungen hindurchgehen, ich muß mit der sexuellen Kraft gründlich, mit allen ihren Schikanen, mit allen ihren Fallen, die sie dem Menschen stellt, bekannt werden, bis ich diese Form der schöpferischen Energie vollkommen durchschaue. Es kann sein, daß jemand diese Erfahrungen schon in einem früheren Leben erworben hat und mit ihnen in dieses Leben hineingeboren wurde. Er braucht die Erfahrungen nicht noch einmal zu erwerben. Diese Gewißheit muß aber jeder in sich selbst fühlen. Wir können beobachten, daß auch Menschen von einer höheren geistigen Entwicklungsstufe ihre menschliche Laufbahn – als sexuelles Objekt – in der Pubertätszeit bei einer niedrigeren Stufe anfangen, dann aber dieselbe Entwicklung, zu welcher der primitive Urmensch vielleicht Jahrmillionen braucht, in sehr kurzer Zeit durchschreiten, bis sie aus einem Halbwüchsigen ein Erwachsener geworden sind. Die einzelligen Lebewesen brauchen Jahrmillionen, um sich durch alle Stufen der Reptilien, Vögel und Säugetiere bis zum heutigen Menschen hochzuentwickeln, der menschliche Embryo aber durchläuft alle Phasen dieser Entwicklung, von der Empfängnis bis zur Geburt, in dem gedrängten Zeitraum von neun Monaten. So kann ein Mensch von einer höheren Stufe alle Entwicklungsstufen der sexuellen Offenbarung, vom primitivsten Entladungsdrang des Halbwüchsigen bis zu den höchsten, geistigen, auf Liebe basierten Zusammengehörigkeitsgefühlen eines hochstehenden Erwachsenen in der kurzen Zeit der Jugend durchlaufen. Natürlich gibt es auch viele Ausnahmen, denn die Variationen der Entwicklung und die Unterschiede der erreichten Stufen sind unendlich zahlreich.

Wenn also jemand die Erfahrungen mit der sexuellen Kraft hinter sich hat, ob im vorigen oder im jetzigen Leben, wird er sich von ihrer Versklavung befreien, sie unter seine Herrschaft zwingen und als *schöpferische Kraft* gebrauchen können. Wenn jemand dagegen die sexuelle Kraft, ohne sie zu kennen und ohne sie umwandeln zu können, nicht auslebt und enthaltsam lebt, so wird diese Urkraft in das Unbewußte verdrängt und unterdrückt, und dann offenbart sie sich auf falschem Wege. Mit unglaublicher Schlauheit verursacht sie in den Menschen oft die schwersten *körperlichen und seelischen* Störungen, Erkrankungen und Beschwerden. Man ahnt meistens nicht, daß verdrängte und unterdrückte sexuelle Kräfte am Werk sind. Besonders gefährlich ist es, wenn Eheleute, manchmal nur die eine

Hälfte, sich entschließen, plötzlich ein enthaltsames Leben zu führen. Vor allem ist verdächtig, *daß* sie das überhaupt wollen. Es ist ratsam, sich selbst erst *sehr aufrichtig* und gründlich zu befragen, warum man plötzlich Lust bekommen hat, ein enthaltsames Leben zu führen. Oft stellt sich heraus, daß nicht so sehr der starke Wunsch nach GOTT, sondern mehr die unerfüllte Sehnsucht nach Liebe und Verständnis, ein allgemeines Nichtlebenkönnen und infolgedessen auch unbefriedigte sexuelle Wünsche oder unangenehme Enttäuschungen dahinterstecken. Viele sind mit sich selbst nicht genügend aufrichtig, sie wollen den wahren Grund nicht anerkennen, sie verdrängen diesen in das Unbewußte, und sie sagen, daß sie, um GOTT zu erlangen, »alles« aufgeben wollen. Was verstehen diese Menschen unter »Gott«, daß sie dafür »alles« aufgeben wollen? Ist also die Sexualität für sie »alles«? Ja. Weil es sich meistens *nur* um diese handelt! Wenn sie »alles« aufgeben wollen, müssen sie konsequenterweise auch in einer Höhle wohnen. Das aber wollen sie wieder nicht, nur in ihrer Phantasie. Oder vielleicht in einer Höhle mit Zentralheizung und Bad?

Achtung! Solange jemand in der Enthaltsamkeit ein »Verzichten«, ein »Allesaufopfern« oder »Allesaufgeben« sieht, soll er eben *nicht* auf dieses »alles« verzichten, soll er *nicht* alles aufgeben wollen, sondern soll zuerst dieses »alles« kennenlernen und versuchen, mit dem Ehepartner eine auf wahrer Liebe basierte erhabene Hingabe zu erleben und ein gesundes, befriedigendes, sauberes sexuelles Leben zu führen. Er darf sich dabei auf keinen Fall selbst suggerieren, daß ein gesundes sexuelles Leben etwas Herunterziehendes, etwas Verunreinigendes sei! Wenn er dies tut, so ist es offensichtlich, daß es sich um eine krankhafte Einstellung handelt. Auch darf ein enthaltsames Leben aus unbewußter Rache am Liebespartner, oder an sich selbst, nicht sein! Rache wegen einer Enttäuschung, wegen eines Unbefriedigtseins oder wegen eines Versagens.

Sexuelles Leben *ist an sich, bei richtiger Einstellung, auf keinen Fall herunterziehend oder verunreinigend.* In der Bibel steht: »Richtet euch keine Barriere auf, daß, wenn ihr sie überschreitet, ihr euch als Sünder fühlt.« Nicht die Sexualität zieht herunter und verunreinigt den Menschen, sondern der Mensch, der aus sich selbst ein Tier macht und, statt eines gesunden, auf wahrer Liebe und Zusammengehörigkeit basierten sexuellen Lebens, daraus bewußt einen tierischen und krankhaften, ja sogar perversen Selbstzweck macht. Er verunreinigt sich und zieht sich selbst und die Sexualität herunter.

Wer auf den Yoga-Weg getreten ist und auf dem inneren Weg vorwärtskommen will, wird aus der Sexualität keinen tierischen Selbstzweck machen und wird auch in der Ehe, in der körperlichen Einheit, nicht eine tierische Entladung, sondern *die Offenbarung einer höheren, geistigen Verbindung* suchen. Ihn wird eine körperliche Hingabe nicht herunterziehen und verunreinigen, weil der Beweggrund seiner körperlichen Hingabe eben ein tieferer, seelischer Wunsch nach Einheit, nach Liebe ist. Warum soll er dann Yoga gleich mit Enthaltsamkeit anfangen? Wenn er noch nicht fähig ist, die sexuelle Kraft umzuwandeln, dann kann die Folge einer forcierten enthaltsamen Lebensweise schwere Nervosität, Disharmonie, Streitsucht, ja sogar die Zerrüttung der ganzen Ehe sein, *da die sexuelle Kraft den Weg zu den höheren Zentren noch nicht finden konnte.* Eheleute sollen bedenken, daß sie sich *nicht aus Zufall* in einer

Ehe, und gerade in *dieser* Ehe, befinden. Ihr Karma hat sie in diese Verbindung gebracht, und so wird auch ihr Vorwärtskommen *gerade durch diese Ehe* beschleunigt. Ihr Karma wird zeigen, wann die Reife und damit die Zeit gekommen ist, ein enthaltsames Leben zu führen und Hand in Hand, in allerhöchster Liebe und gegenseitigem Verstehen, weiterzuschreiten. So wird die Ehe keine untragbare Last, sondern gegenseitige große, beglückende Hilfe sein. Sollte aber die Ehe doch eine schwere Last, eine Versklavung und ein Hindernis am Vorwärtskommen sein, so wird sie, wenn die karmische Zeit abgelaufen und die karmische Schuld bezahlt ist, wie ein verbrauchtes Kleid von dem Menschen herunterfallen. Flucht aus einer belastenden Situation ist nie eine Lösung. Die Probleme müssen gelöst werden, *sonst laufen sie mit uns!* Wenn wir uns von solchen qualvollen Verbindungen *innerlich* gelöst haben, bewegt sich das Schicksal auch in der Außenwelt und ganz unerwartet öffnet sich die Tür zur Freiheit. Eine Ehe ist an sich kein Hindernis auf dem Yoga-Weg. Viele große Heilige im Westen wie in Indien erreichten das höchste Ziel in einer Ehe. Einer der größten Meister in Indien, Rama Krischna, lebte mit seiner Frau Sarada Devi bis zum Tode zusammen, und beide wurden ganz große Yogis. Ebenso könnte man zahllose heilige Männer und Frauen aufzählen, die auch hier im Westen in einer Ehe den höchsten Grad der Heiligkeit, das göttliche Allbewußtsein erlangten, wie zum Beispiel die heilige Monika, die Mutter des heiligen Augustinus, und viele andere Heilige und auch eingeweihte Rosenkreuzer.

Der körperliche Wunsch fällt herunter, wenn der Mensch reif geworden ist. Er hat das Zauberwerk der Sexualität kennengelernt, er durchschaut sie. Diese Kraft in ihrer niedrigsten Form, als sexuelle Kraft, interessiert ihn nur noch als Bindeglied, als Katalysator zwischen Geist und Körper, als helfender Trieb im Vorwärtskommen. Dann sagt er aber nicht mehr, daß er, um zu GOTT zu gelangen, »alles« aufgeben müßte. *Nichts* braucht der Mensch *»aufzugeben«,* auf nichts muß er »verzichten«! Sobald der Mensch fähig ist, die sexuelle Kraft in ihre höhere Form umzuwandeln, *behält er sie,* noch dazu in einer höheren und viel wertvolleren Form, *er verliert nichts, sondern gewinnt alles.* Denn das Glück, das der Mensch in der Sexualität erlebt oder, besser gesagt, zu erleben hofft, *bleibt ihm ein für allemal auf einer viel höheren Stufe.* Da er seine Kraft nicht ausgibt, sondern behält, bleibt sie weiter in ihm und für ihn! Wir verlieren sie nicht, wir erleben sie nicht mehr als kurzdauerndes, sehr rasch vergängliches sexuelles Glück, sondern nur noch in der höheren Form einer seelischen und geistigen Glückseligkeit, die uns ewig bleibt, die wir nicht verlieren können, weil: ICH BIN ES. *Tat tvam asi! Das bist du!* sagt die Vedanta-Philosophie.

Wir erleben die schöpferische Kraft nicht mehr im Körper als sexuelle Kraft, als sexuellen Wunsch und Drang, der, sobald befriedigt, verschwindet, sondern erleben sie unmittelbar als die schöpferische Kraft selbst, als schöpferische Freude auf einer immer höheren Bewußtseinsebene, als einen immer höher sich steigernden, bleibenden, ewigen *Daseinszustand.* Ich *habe* dann nicht mehr das Glück, ich bin nicht mehr *glücklich,* sondern *ich bin das Glück selbst!* Wie kann *das Glück* sein Glücksgefühl verlieren, wenn es selbst das Glück *ist?* Es ist eine reine Bewußtseinsfrage: Wenn ich noch im Logos – im Leben selbst – nicht bewußt geworden bin, erlebe ich das Dasein als die sexuelle

Kraft, als *sexuellen Drang,* der in meinem *Körper* wirkt und für eine dritte Person lebenspendend ist. Wenn ich auf einer höheren Bewußtseinsstufe stehe, erlebe ich Logos – das Leben – in mir als *Liebe,* die sich in meiner *Seele* als hochstehendes Gefühl offenbart, und wenn ich im Logos – im Leben selbst – bewußt geworden bin, erlebe ich es im *Geist,* in meinem Selbst, als einen Selbstbewußtseinszustand, als *mich selbst:* ICH BIN ES!

Wenn ich aber Logos – das Leben – selbst geworden bin, gibt das gleichzeitig ein unbeschreibliches Glücksgefühl, das nie mehr vergeht, nie mehr vergehen kann! Man hat gefunden, was man mit unendlicher Sehnsucht seit dem ersten Erwachen, seit dem ersten Bewußtwerden gesucht hat! Man erlebt die vollkommene Erfüllung, Erlösung und Auferstehung! Felsenfeste Selbstsicherheit und hell-klares Selbstbewußtsein *bin ich;* das keine Angst, keine Furcht und Unsicherheit kennt!

Je nach der Bewußtseinsstufe ändert sich die Erscheinungsform, die Benennung, ändert sich das Erlebnis, der innere Zustand, aber das Wesen dieser Kraft bleibt, was es in Wirklichkeit immer war, die göttlich-schöpferische Kraft – Logos –, die unser eigenes Leben, unser eigenes Selbst ist; dieses Etwas in mir, das ich, wenn ich in ihm bewußt geworden bin, als mich selbst, als ICH BIN erlebe. Wie kann der Tod noch Macht über mich haben, wenn *ich das Leben selbst bin? Wie könnte das Leben sterben?*

Wenn wir fähig geworden sind, die Nerven- und Gehirnzentren, welche die höheren Schwingungen als Widerstand tragen, aus ihrem latenten, schlummernden Zustand in Aktivität zu versetzen – denn je höher der Bewußtseinszustand, desto höher die Frequenzen und Schwingungen, die im Körper wirken –, dann sind wir auch fähig, die schöpferische Kraft nach Belieben auf der Jakobsleiter höher oder niedriger zu lenken und sie nach unserem Gutdünken zu gebrauchen. Je höher die Offenbarung, desto höhere Frequenzen, desto höhere Spannung, desto größere Glückseligkeit. Die Hochspannung hebt unser Bewußtsein in immer sich steigernde Zustände, immer näher zu GOTT. GOTT können wir nur als einen Seinszustand, als *»Ich bin, der ich bin«* erleben, wie Moses, der große Eingeweihte, der mit GOTT von Angesicht zu Angesicht gesprochen hat, sagte, der Name GOTTES ist: »Ich bin, der ich bin...« Die Menschen verstehen nur nicht, was er damit meinte.

Bedenken wir, daß unsere Vorbilder, im Westen die großen Heiligen, im Osten die großen Meister, die »Rischis«, niemals so töricht gewesen wären, die sexuellen Freuden wegzuwerfen, aufzuopfern und auf sie zu verzichten, wenn sie *wirkliche und bleibende* Freuden wären. Sie haben das Ziel, das Gottesbewußtsein und damit ein tausendmal höheres Glück und himmlische Erfüllung erlangt! Die Frage ist nur, ob wir vergängliches, sehr rasch vergängliches, oder ewig bleibendes Glück suchen. Denn die sexuellen Freuden sind unbedingt an die Zeit gebunden. Wir wissen im voraus, daß wir dieses Glück und diese Freuden früher oder später, aber auf jeden Fall verlieren werden, ob es uns gefällt oder nicht. Je größer das Glück, desto größer der Verlust, wenn die Zeit abgelaufen ist. Wenn ich dagegen diese Kraft nicht durch den Körper ausgebe, sondern – da diese Kraft ich selbst bin – *in ihr bewußt werde,* wenn ich den Zustand, in dem ich die sexuelle Kraft wieder selbst *sein* kann, erreiche, dann verliere ich dieses Glück nicht mehr, da ich es selbst bin! Und das *»Ich«* ist ewig und vergeht mit dem Untergang des Körpers nicht, *es hat sich nur als sexuelle Kraft in den Körper projiziert und geoffen-*

bart und sich wieder zurückgezogen. Wenn ich aber mit meinem Bewußtsein nicht mehr mit der Projektion, nicht mehr mit der Offenbarung, sondern mit dem Projizierenden, mit dem Offenbarer – der mein eigenes wahres Wesen ist – identisch werde, dann trage ich das Leben bewußt in mir. Ich bin es! Und das Ich ist ewig. So sind die Freuden des Ich auch ewig!

Ein Mensch, der das Leben – Logos – mit seinem Bewußtsein nicht erleben kann, da seine Nerven diese allerhöchsten Frequenzen noch nicht ertragen könnten, der sich also in der Übergangszeit der allmählichen Entwicklung befindet, soll ruhig ein gesundes, auf geistiger Einheit basierendes sexuelles Leben führen. Durch sexuelle Einheit können zwei Menschen einander viel Liebe und Glück geben, wenngleich dieses Glück auch sehr vergänglich ist. Das zieht sie nicht nur nicht herunter, sondern hilft, ein inniges Verhältnis aufzubauen und wahre, erhabene Zustände miteinander zu erleben. Und die Natur nützt ihre Sehnsucht nach Liebe und Erfüllung aus, betört sie mit ihrem Zauberwerk und verspricht ihnen das höchste Glück durch Sexualität, um weitere Generationen zu schaffen. Wenn zwei Menschen die sexuelle Einheit aus einer wahren Liebe, aus einer inneren geistigen Verbindung gesucht und ausgelebt haben, dann bleibt ihnen nach der sexuellen Erfüllung zum Trost noch immer die Zusammengehörigkeit und die Liebe. Wie lange? Das ist eine andere Frage. Denn wenn sie den sexuellen Wünschen nachgaben und sie auslebten und im Augenblick der körperlichen Befriedigung glaubten, daß »jetzt« das versprochene Glück kommt, so fielen sie gerade heraus und hinunter, und noch dazu gaben sie für diese Überlistung ihre eigenen Kräfte aus. Meistens suchen aber die Menschen ein sexuelles

Verhältnis nicht aus innerer Einheit, sondern nur aus sinnlichen Gründen und aus dem Wunsch nach körperlichem Genuß. Es bleibt ihnen danach dann nichts als eine große Leere und Langeweile, wie man das bei vielen jungen oder älteren Paaren beobachten kann. Die Natur braucht aber Nachkommenschaft, um das Leben weiterzuführen, und der Mensch in seiner Einsamkeit und Verlassenheit sucht Verständnis und Liebe in der Sexualität. Er fällt immer wieder in die Falle der Natur, solange es ihm nicht bewußt wird, daß er in Wirklichkeit nicht *das* gesucht hat und daß ihm die Sexualität nicht *das* geben kann, wonach er sich sehnt. Dann erst wird er sich mit immer größerer Aufmerksamkeit, vielleicht Hand in Hand mit seiner Lebensgefährtin, dem geistigen Weg zuwenden.

Den Erleuchteten ist das alles bewußt geworden. Sie haben die Scheinfreuden der Sexualität durchschaut, und sie wissen, daß der Mensch die allerhöchste Freude, Wonne und Glückseligkeit ohne Unterlaß, als einen *dauernden Selbstbewußtseinszustand* in sich tragen, daß er es selbst *sein* kann, wenn er die sexuelle Kraft nicht ausgibt, sondern sie gebraucht, um die noch in einem latenten Zustand ruhenden Nerven- und Gehirnzentren anzuheizen, sie damit zu erwecken und in Aktivität zu versetzen. Sie befähigt den Menschen, in seinem wahren Wesen in Gott bewußt zu werden, das göttliche Allbewußtsein zu erlangen. Wie die Wassertropfen im Meer schwimmen, sie *sind* das Meer, so kann der Mensch in Gott weilen, in Gott bewußt sein, Gott selbst sein. Wie sagte doch Christus: »Steht nicht geschrieben in eurem Gesetz: ›Ich habe gesagt: Ihr seid Götter‹?« (Joh. 10, 34 und Ps. 82, 6.)

DER JUDASVERRAT

Wie wir im vorangegangenen Kapitel darlegten, hat es nur dann einen Sinn, ein enthaltsames Leben zu führen, wenn man aus dieser Lebensweise keinen Schaden hat, sondern Nutzen ziehen kann. Nur wer das Ventil zu seinen höheren Nervenzentren offen hat und dessen sexuelle Kraft deshalb schon in die höheren Zentren steigen kann, ist allein fähig, ohne die schlechten Folgen einer Verdrängung, gesund und beglückt enthaltsam zu leben und die außerordentlichen Resultate und beträchtlichen Werte dieser Lebensweise zu gewinnen. Er verdrängt eben nicht, sondern gebraucht seine Kraft in einer höheren, geistigen Form, die unvergleichlich mehr Glück gibt, als wenn er sie als sexuelle Kraft körperlich ausleben würde.

Solch ein hochstehender Mensch kann auch eine hochleidenschaftliche körperliche Liebe offenbaren. Er – und nur er – ist fähig, die höheren Frequenzen nicht nur durch die schon aktivierten geistigen Zentren als geistige Hochfrequenzen auszuleben, sondern auch durch die niedrigeren Zentren in einer Hochspannung als sexuelle Kraft durch den Körper leidenschaftlich auszugeben. Die sexuelle Spannung eines Hahnes ist nicht zu vergleichen mit der Hochspannung eines Vollbluthengstes!

Aber auch nur der hochentwickelte Mensch läuft Gefahr, in ein ausschweifendes Leben zu verfallen. Die Gefahr des erworbenen Wissens und Könnens besteht immer darin, daß man die bewußt gewordenen Fähigkeiten auf zweierlei Weise – richtig oder falsch – gebrauchen kann. Der Mensch, der wissend oder halbwissend geworden ist, trägt die Möglichkeit in sich, zu irren. Anstatt die sexuelle Kraft in ihre höhere Form, in geistig-schöpferische Kraft umzuwandeln, kann er sie schwarzmagisch gebrauchen, das heißt er wandelt die geistigen Kräfte in sexuelle Kraft um, er lenkt sie von oben nach unten und identifiziert sie mit dem Körper. Darum ist es wichtig, daß die *höheren Zentren stufenweise angeheizt und aktiviert werden,* denn nur dann entwickelt sich die moralische Kraft des Menschen parallel, das heißt im Gleichgewicht mit seinen schöpferisch-geistigen Kräften, und schützt ihn dadurch gegen alle Verirrungen!

Es gibt Yoga-Wege, die diese Gefahr in sich bergen. Dazu gehören zum Beispiel der sogenannte Kundalini- und der Tantra-Yoga. Durch diese werden die höheren Nerven- und Gehirnzentren mit drastischen Methoden geweckt, ohne Rücksicht auf eine stufenweise, gesetzmäßig aufgebaute, wenn auch etwas langsamere, aber desto sicherere geistige, seelische und körperliche Entwicklung des Menschen. Darum ist ein echter Guru – ein eingeweihter geistiger Lehrer – mit seinen Jüngern immer sehr vorsichtig. Nur ein Scharlatan spielt gewissenlos mit diesen höheren, mitreißenden, alles durchdringenden schöpferisch-magischen Kräften.

Einen Menschen nennen wir einen »weißen Magier«, einen

»Gottmenschen«, wenn er auf dem Yoga-Weg durch eine gleichmäßige Entwicklung auf der höchsten göttlichen Ebene bewußt geworden ist, und, auf der höchsten Sprosse der Jakobsleiter angelangt, über die ganze Offenbarungsskala der schöpferischen Kraft verfügt, aber diese nur gesetzlich, göttlich-moralisch, also vollkommen unpersönlich und selbstlos als Werkzeug GOTTES gebraucht. Er strahlt seine hohen Kräfte auch in den Körper, da er in einem Körper lebt, aber mit seinem Bewußtsein die Quelle, GOTT nicht verläßt. Sein Bewußtsein ist eins mit GOTT, und identifiziert sich nie mit dem Körper. Er bleibt bewußt das, was er in seinem wahren Wesen in Wirklichkeit ist, das Leben, Logos, GOTT selbst.

Der Schwarzmagier dagegen, auf einer mit magischen Handlungen künstlich hochgezüchteten Bewußtseinsstufe stehend, aber noch vollkommen persönlich-selbstsüchtig, und moralisch unentwickelt, handelt genau umgekehrt wie der Weißmagier: er gebraucht die göttlichen Kräfte um seine persönlich-selbstsüchtige Zwecke und seine Lustgier zu befriedigen. Er identifiziert sein Bewußtsein nicht mit GOTT, sondern mit dem Körper, und lenkt die göttlichen Kräfte von oben nach unten, von den geistigen, in die sexuell-körperlichen Zentren. Sobald aber ein Mensch geistig-schöpferische Kraft, die er durch seine höheren schon aktivierten Nerven- und Gehirnzentren *auch* geistig-schöpferisch gebrauchen *sollte,* von oben nach unten lenkt und zu persönlichen, körperlich-selbstsüchtigen Zwekken mißbraucht, so handelt er schwarzmagisch.

Der grundliegende Unterschied zwischen »weißem« und »schwarzem Magier« besteht darin, daß Schwarzmagier ist, wer die göttlichen Kräfte gebraucht, und Weißmagier, wer sich in den Dienst der göttlichen Kräfte stellt; diese gebrauchen also ihn als Werkzeug. Der Weißmagier ist vollkommen unpersönlich geworden, so kann er auch nicht mehr als Person handeln. Seine Person existiert nicht mehr! Sondern, da sein Bewußtsein mit Gott identisch ist, handelt der göttliche Wille in ihm und durch ihn.

Der Schwarzmagier mit seiner persönlich-selbstsüchtigen Lebensführung stellt sich in den Dienst der körperlichen Süchte und Genüsse. Damit vertut, verrät und tötet er die göttliche Kraft – Logos –, sein göttliches Selbst. Auch er könnte mit seinen hohen Kräften Wunder wirken, durch seinen Verrat aber an diesen Kräften, an seinem eigenen wahren Selbst, – Gott – tötet und zerstört er zum Schluß sich selbst. Die Schwarzmagier enden immer mit einem furchtbaren Tod! Diesen Verrat beschreibt die Bibel in der Geschichte des Judas.

Um die Geschichte des Judas richtig zu verstehen, müssen wir zuerst wissen, daß die Bibel voll mit Hinweisen auf die kosmischen Zusammenhänge, also auf astrologische Wahrheiten ist. Schon im Alten Testament finden wir astrologische Hinweise, wie zum Beispiel in der Vision von Esekiel an einer der allerwichtigsten Stellen der Bibel. Esekiel erblickt das Weltall wie ein riesiges, viereckiges, ausgebreitetes Leintuch und an den vier Ecken des Tuches sieht er die vier »Tiere«: den Löwen, den Stier, den Engel und den Adler. Dies sind die vier Gesichter Gottes, die vier Eckpunkte des Weltalls, die vier wichtigsten Tierkreiszeichen des Zodiakus: Löwe, Stier, Wassermann (Engel) und Adler*. Der letztere heißt in seiner niedrigeren Form Skorpion.

* Siehe: Elisabeth Haich, Einweihung.

Dieselben vier Tierkreiszeichen finden wir in der symbolischen Darstellung der vier Evangelisten: Markus–Löwe, Lukas–Stier, Matthäus–Wassermann und Johannes–Adler, letzterer in seiner niedrigeren Form Judas-Skorpion. Auch Apostel Paulus spricht über die Wirkungen der Weltkörperstrahlungen in seinem 1. Brief an die Korinther (15, 41): »Eine andere Klarheit hat die Sonne, eine andere Klarheit hat der Mond, eine andere Klarheit haben die Sterne, denn ein Stern übertrifft den anderen an Klarheit.«

Die Strahlen, die Frequenzen des Tierkreiszeichens Skorpion korrespondieren mit den Frequenzen der schöpferischen Kraft, die in ihrer höheren Oktave, in ihrer geistigen Form, als hochfliegender Adler, durch Apostel Johannes, *der seinen Kopf auf dem Herzen Christi hat,* vertreten wird. In ihrer niedrigeren körperlichen Form als die sexuelle Kraft, als der sich selbst tötende Skorpion wird sie durch Judas symbolisiert. Christus – Logos – prophezeit über Judas: »Der mein Brot isset, der tritt mich mit Füßen.« Und: »Einer unter euch wird mich verraten. Der ist es, dem *ich* den Bissen *eintauche* und *gebe.*« Die sexuelle Kraft, die das Leben in sich trägt, Judas, der »den Geldbeutel bei sich hat«, wird durch das schöpferische Prinzip – Christus – ernährt, »dem taucht er den Bissen ein und gibt«, und Judas verrät ihn mit einem *Kuß:* »Jesus sprach zu ihm: Judas, verrätst du des Menschen Sohn mit einem Kuß?« – »Kuß« ist eine erotische Handlung, also Sexualität. Der schwarzmagische Mensch, der bereits über seine schöpferischen Kräfte – über den »Geldbeutel« – verfügt und sich dennoch mit dem Körper identifiziert, also seine geistigen Kräfte von oben nach unten lenkt und, in sexuelle Kraft umgewandelt als körperliches Genußmittel, als Selbstzweck ausgibt, gibt seinen Christus – seine schöpferisch-magischen Logoskräfte – aus, er verrät ihn, er liefert ihn der materiellen Ebene aus. Judas verkaufte Christus um dreißig Silbertaler (das sind die dreißig Grade des Tierkreiszeichens Skorpion, das mit den sexuellen Organen gemeinsame Schwingung hat und ebendeshalb die sexuellen Organe und die sexuelle Kraft symbolisiert), und in dem Augenblick, in dem das Göttliche, von ihm verraten und ausgegeben, am Kreuz stirbt (Kreuz: Symbol der materiellen Welt), muß selbstverständlich auch Judas sterben, aber durch Selbstmord. Wie es in der Bibel steht: im Augenblick des Todes Christi am Kreuz hängt sich auf und stirbt auch Judas. Mit dem Schöpferischen tötete er auch sich selbst, weil die göttlich-schöpferische und die sexuelle Kraft beide Logos selbst, folglich miteinander identisch sind. Wenn die schöpferische Kraft eines Menschen durch ausschweifendes Leben, durch übermäßig ausgegebene Sexualität verraten und als Mittel zum Genuß mißbraucht wird, stirbt die Sexualität auch. Der Mensch verliert seine Potenz, verliert seine zentrale, suggestive Kraft, er wird ein zu Widerstand unfähiger weicher Charakter; er wird durch den vielfältigen Einfluß der Außenwelt zersplittert, vernichtet und seinem größten Feind, der Angst, als Beute ausgeliefert.

Judas tötete das schöpferische Prinzip – Christus – und sich selbst und tötet es auch heute in jedem Menschen, der seine höheren Qualitäten mißbraucht und seinen Verstand dazu verwendet, die Gedanken ununterbrochen in die sexuellen Organe zu lenken, der seine Sinne und sexuellen Drüsen mit aufreizenden Speisen und Getränken und auch mit mentalen Hilfsmitteln, mit pornographischer Lektüre, Filmen und Theaterstücken aufpeitscht und seine sexuellen Kräfte übermäßig und anormal auslebt. Das geht natürlich mit Alkoholismus und anderen Süchten Hand in Hand. Die Erfahrung zeigt, daß Menschen mit einer solchen Lebensweise, und auch diejenigen, die mit übertriebener Selbstbefriedigung ihre schöpferischen Kräfte übermäßig verschwenden, früher oder später – leider eher früher als später – in Willensschwäche, in seelische Vernichtung, Finsternis und Angst verfallen. (Die zeitweilige Selbstbefriedigung im Entwicklungsalter hat diese schädigende Folge nicht unbedingt. Hier wird nur über *krankhaft übertriebene* Selbstbefriedigung gesprochen.)

Der einfache Mensch von durchschnittlicher Bewußtseinsebene ist kein Judasmensch und kann es auch nicht sein. Er hat von der Möglichkeit einer Kraftumwandlung überhaupt keine Ahnung. Er kann seine Kräfte weder von unten nach oben noch von oben nach unten lenken und umwandeln. Wenn solch ein Mensch seinen sexuellen Wünschen nachgibt und ein normales, gesundes sexuelles Leben führt, sündigt er gegen sein im Unbewußten wohnendes schöpferisches Prinzip nicht, weil ein *gesundes sexuelles Leben eben keine Sünde ist!* Er zieht keine göttlichen Kräfte in den Körper hinunter, er identifiziert sein höheres Selbst, dessen er sich noch gar nicht bewußt ist, nicht mit dem Körper, folglich kann er sich seinem höheren Selbst gar nicht nähern, noch weniger es mißbrauchen. *Er gibt also nur auf normale Weise körperlich-sexuelle Kräfte und nicht schöpferisch-geistige Kräfte aus.*

Die Nerven- und Gehirnzentren der Menschen sind so beschaffen, daß sie die Logoskräfte in einer gleichmäßigen Entwicklung allmählich auf jeder Stufe des Bewußtwerdens offenbaren. Das irdische Leben verursacht aber, daß diese Zentren nicht immer gleichmäßig, von unten angefangen immer höher bis zu den obersten Zentren, erwachen und aktiv werden, sondern daß bei manchen Menschen – leider heutzutage infolge der Zivilisation bei sehr vielen – einige der höheren Zentren früher aus ihrem latenten Zustand treten und aktiv werden als die niedrigeren, die zuerst aktiviert werden sollten. Diese Unregelmäßigkeit verursacht allerlei seelische und auch körperliche Erkrankungen und Abnormitäten, die zu ganz ernsten und schweren Ichspaltungen führen können und leider auch führen! Die Auswirkungen der zwei Weltkriege, die verschiedenen technischen Entdeckungen, zu deren Gebrauch die Menschheit noch lange nicht reif genug ist, und der große Riß, der dadurch zwischen der Natur und dem Menschen entstanden ist, haben zur Folge, daß in unseren Zeiten, wie zu jeder Zeit der Zerstörung und des Untergangs großer Kulturen, bei erschreckend vielen Menschen eine unregelmäßige Aktivierung der latenten Nervenzentren schon eingetreten ist und in noch steigendem Ausmaß einzutreten droht, bei der weißen Rasse als auch bei den asiatischen und afrikanischen Völkern. Wer offene Augen hat sieht, was auf der Erde geschieht. Seelisch kranke Menschen, die an Minderwertigkeitskomplexen und Machtwahn leiden, die in der Pubertätszeit stehengeblieben, also in Wirklichkeit nie Erwachsene wurden, die sich noch auf einer sehr niedrigen Stufe des Bewußtwerdens befinden und dennoch schon über *hypnotische hochmagische Kräfte verfügen,* nehmen unter den Menschen Positionen ein, in denen sie mit ihrer aktivierten, durchschlagenden, hochfrequentierten Energie die Menschenmassen mitreißen, und stiften so im politischen wie im wirtschaftlichen Leben bei ihrem eigenen und auch bei andern Völkern den allergrößten Schaden, bis ein ähnlich unregelmäßig entwickelter, primitiver, aber doch über magisch-durchdringende Energien verfügender *anderer* Mensch sie aus dem Sattel hebt, aus ihrer Position hinausdrückt und der Allgemeinheit wenn möglich noch größeren Schaden zufügt. Kein Wunder, daß auf der ganzen Erde einmal da, ein anderes Mal dort, vollkommen chaotische Zustände herrschen, daß die Menschen einander wie Tollwütige ohne wirklichen Grund niedermetzeln und ein ruhiges, natürlich-glückliches Leben auf der Erde – zu dem GOTT uns die Möglichkeit reichlich gegeben hat – beinahe restlos unmöglich machen. Es herrschen heute allgemein Angst, Unruhe, Unfähigkeit und Unglück auf der Welt. Der Mensch hat sich selbst durch die Judasmenschen, welche die hochgeistigen schöpferischen Kräfte in den Dienst ihrer niedrigsten Triebe stellen, schon nahezu vollkommen verloren.

Das sind die Gefahren des Baumes der Erkenntnis des Guten und Bösen! Ein Mensch, wissend geworden, ohne daß sich seine moralischen Kräfte parallel dazu entwickelt haben, der den Kreis seines Selbst noch nicht auf die Allgemeinheit ausgedehnt, also seine Selbstsucht noch nicht in universelle Liebe umgewandelt hat, trägt die Gefahr in sich, seine höheren Kräfte durch sein Wissen umgekehrt, von oben nach unten gelenkt, unnatürlich – schwarzmagisch – und für die ganze Menschheit höchst schädlich zu gebrauchen. Nur »wissende« Menschen, die ihre Nerven- und Gehirnzentren *nicht im Gleichgewicht* entwickelt haben, konnten die höheren geistigen Offenbarungen des *Selbst,* wie Literatur, Theater, Film, Kunst, Musik, in den Dienst der niedrigsten Kräfte, in den Dienst der skrupellosen Demagogie als auch in den Dienst der Sinnlichkeit, Erotik, Wollust, der obszönen Sexualität und der Pornographie stellen. Die Tiere sind nicht fähig, durch Sexualität zu sündigen. Wenn sie durch die gesunde Kraft der Natur erregt werden, leben sie sie vollkommen natürlich aus, zeugen Nachkommenschaft und genießen auch die Freuden der gesunden Sexualität. Damit ist die ganze Angelegenheit für sie erledigt. Der einerseits noch unterentwickelte, anderseits schon halbwissende Mensch aber denkt mit seinem Verstand allerlei Methoden aus, wie seine Sinnesorgane, *selbst wenn diese es gar nicht wünschen,* durch künstliche Mittel aufgepeitscht und noch mehr in Erregung gebracht werden können, nur um des Genusses und der perversen Wollust willen. Die gesunden Organe werden durch diese Mittel geschwächt und entartet, weil sie den süchtigen Menschen über ihre gesunden Kräfte hinaus mit weiteren Genüssen bedienen müssen. Selbstverständlich nützen die niedrigstehenden Unterweltmenschen die Schwäche der Menschen aus und bauen darauf die schmutzigsten Geschäfte und Unternehmungen, wie zum Beispiel Rauschgifthöhlen und ähnlich tiefstehende Offenbarungen der Unterwelt. Den Menschen, die ihre Lebensenergie, gleichgültig ob aus Unglück oder Genußsucht (die ihre Quelle auch im Unglück hat), übermäßig in ihre sexuellen Organe lenken, so daß diese allmählich aus ständiger Gereiztheit immer neue Befriedigung wünschen, bleiben immer weniger Kräfte für die Funktionen höherer Organe, die der Geistigkeit dienen. Die Folge davon ist geschwächte Willenskraft, unausgesetzte Angstgefühle, seelische und körperliche Schwäche und Widerstandslosigkeit, Inaktivität und Lebensunfähigkeit. So verliert der Mensch seine höheren geistigen Fähigkeiten, wird allmählich senil und ausgelöscht.

DIE MAGISCHEN KRÄFTE SUGGESTION, HYPNOSE UND MEDIALITÄT

In diesem Buche wurden und werden noch des öfteren Ausdrücke wie »magische«, »suggestiv-magische« oder »hypnotisch-magische Fähigkeiten und Kräfte« gebraucht, die einer näheren Erläuterung bedürfen. Denn diese und ähnliche Ausdrücke wurden in der Vergangenheit und werden auch in der Gegenwart von vielen Menschen in so verschiedenem Sinn verwendet, daß ihre Konturen undeutlich und verschwommen wurden. Deshalb ist es notwendig, über die Bedeutung dieser Worte einiges zu sagen, um Mißverständnisse zu vermeiden.

Was suggestive oder hypnotische Kräfte bedeuten, haben wir schon alle erfahren und beobachten können. Wir wissen, daß es Menschen gibt, die ihren Willen auf andere – sogar auf Tiere – übertragen können. Wir wissen, daß diese Übertragung von einfacher Beeinflussung durch Überredung sich zu Suggestion und schließlich bis zu bewußt ausgeführten Hypnose steigern kann, durch die der »andere« dem fremden Willen unterworfen wird. Er wird in der Hand des kraftübertragenden Menschen ein unbewußtes Werkzeug, das, ihm vollkommen ausgeliefert, seinen Willen wie eine ich- und geistlose Marionette ausführt.

Wer fähig ist, seinen Willen auf andere Menschen zu übertragen, ist der magisch-suggestive oder magisch-hypnotische Mensch. Derjenige dagegen, der den Willen dieses »Magiers«, des Hypnotiseurs, ausführt, ist das Medium.

Wenn wir solche Kraftübertragungen nur von außen her beobachten, können wir nur die Wirkungen wahrnehmen, die nach außen in Erscheinung treten. Und selbst wenn wir diese mit größtem Wissensdrang beobachten, können wir nichts weiter feststellen als die Existenz solcher Phänomene. Wie sie aber möglich werden und was Suggestion, Hypnose und Medialität in Wirklichkeit sind, kann nur derjenige erfahren und wissen, der solche Kraftübertragungen entweder als magisch-hypnotischer Kraftübertragender – also als Hypnotiseur – oder als Kraftübernehmer – als Medium – an sich selbst *vollkommen bewußt* erfahren und beobachtet hat. Wir betonen die *bewußte* Erfahrung, weil die meisten Menschen, die diese Kräfte besitzen und mit ihnen arbeiten, vielleicht weltberühmte Hypnotiseure – oder Medien – wurden, aber dennoch keine Ahnung hatten und haben, was ihre eigenen Kräfte sind. Sie können die Erscheinungen und Gesetze dieser Kräfte, die andere Menschen in Besitz nehmen und auf sie wirken, nur von außen her beschreiben, weil sie diese Kräfte nicht bewußt, sondern unbewußt in ihrem Besitz haben und gebrauchen. Sie sehen und beobachten nur die Wirkungen, aber die Kraft selbst und ihre Funktionen kennen sie nicht.

An sich selbst diese Kräfte bewußt kennenzulernen und sie zu beobachten, ist nicht leicht. Es ist dazu unbedingt eine angeborene Fähigkeit notwendig. Noch weniger leicht ist es, diese Erfahrungen und Erlebnisse, falls es schon gelungen ist, sie bewußt zu erleben, in Worte zu fassen und denen, die keine unmittelbaren, eigenen bewußten Erfahrungen sammeln konnten, zu erklären. Es ist gleich schwierig, wie einem Blinden zu erklären, daß man gewisse Schwingungen, die man zwar mit dem Verstand als »Schwingungen« begreift, mit ihm jedoch nicht *wahrnehmen* kann, mit den Augen ganz einfach unmittelbar »sieht«. Noch schwieriger wäre es zu erklären, daß man bei diesem »Sehen« nicht die »Schwingungen« sieht – daß man überhaupt keine »Schwingungen« wahrnimmt –, sondern daß man »*Licht*« sieht, ohne sich bewußt zu sein, daß dieses Licht in Wirklichkeit eine Anzahl abmeßbarer Schwingungen ist.

So ist es mit jedem seelischen Erlebnis. Man kann es nur durch eigene, unmittelbare Erfahrungen und Seinszustände in sich wahrnehmen, erleben und bewußt machen. Der Verstand kann nur etwas verstehen, nie aber wahrnehmen, sehen, hören, schmecken, fühlen und somit unmittelbar erleben. Dennoch ist es nur mit seiner Hilfe möglich, die inneren, seelischen Erlebnisse weiterzugeben, denn der Verstand allein ist fähig, Worte zu schaffen, Worte zu begreifen und das Unerlebte verständlich zu machen. Nur der Verstand ist fähig, zwischen Unwissen und Wissen eine Brücke zu schlagen. Es wird also hier auf Grund *unmittelbarer Erlebnisse* eine verstandesmäßige Erklärung darüber gegeben, was unter Suggestion, Hypnose und Medialität zu verstehen ist.

Wir wissen, daß der Mensch aus dem Weltall und aus seiner Umgebung verschiedenartige Strahlen empfängt und aufnimmt. Er strahlt ebenso auch aus sich selbst verschiedene

Energien aus, da er ein selbständiger Mittelpunkt, ein »Ich« ist. Er hat sieben Hauptenergiezentren – die »Tschakras« –, durch welche er die aus dem Kosmos strahlenden Energien aufnimmt, transformiert und in siebenfacher Energieform in seinen Körper wie in seine Umgebung und die Außenwelt hineinstrahlt und weitergibt. Da diese Energiezentren sich bei den Menschen im allgemeinen noch nicht in aktiviertem, sondern in mehr oder weniger latentem Zustand befinden, funktionieren sie je nach der Entwicklungsstufe des Menschen verschiedenartig, und deshalb ist es selbstverständlich, daß Qualität und Quantität der Gesamtausstrahlung verschiedener Menschen auch sehr verschieden sind. Dies hängt von der individuellen Entwicklungsstufe des Menschen ab.

Wir wissen aus der wissenschaftlichen Wellentheorie, daß die Wellen der verschiedenartigen Ausstrahlungen aufeinander stärkend, aber auch schwächend, ja sogar vernichtend wirken können, je nach dem Verhältnis, das zwischen der Art und Länge der Wellen besteht. Wenn unterschiedliche Wellen einander in der Weise treffen, daß sie teilweise miteinander schwingen, dann wirken sie aufeinander stärkend, dagegen wirken die Wellen schwächend oder gar vernichtend aufeinander, wenn sie gegeneinander schwingen, weil dadurch in der Kontinuität eine Lücke entsteht. Diese vernichteten Stellen nennt die Wissenschaft »Interferenzen«.

Die Ausstrahlungen der Menschen wirken selbstverständlich nach denselben Gesetzen, denn alles ist analog. Hermes Trismegistos sagte: »Wie oben, so unten.« Sie wirken auf ihre Umgebung und auf ihre Außenwelt, gleichgültig, ob sich darin Pflanzen, Tiere oder Menschen befinden. Es ist Tatsache, daß in der Gegenwart liebevoller Menschen alles belebt wird, in ihrer Umgebung die Pflanzen frischer und üppiger gedeihen, daß Kinder und Tiere in ihrer Pflege gesund und stark und auch alle Erwachsenen in ihrer Nähe gesünder, frischer, stärker, ja glücklicher werden. Dagegen gibt es andere, in deren Gegenwart alle Pflanzen zugrunde gehen, in deren Umgebung Kinder und Tiere kränklich und schwach werden und die, von ihren Mitmenschen gemieden, immer einsamer und isolierter werden.

Wir können die fördernde Wirkung gut beobachten bei geborenen guten Ärzten, Pflegern, Masseuren, Gärtnern, aber auch bei Menschen, die keinen solchen Beruf haben. Vielleicht ist es ein Familienvater oder eine Mutter, eine in der Familie alt gewordene Amme, manchmal ein »Onkel«, Freund oder ein Berufskollege, die allgemein beliebt sind, weil sie eine auffallend belebende, wohltuende Ausstrahlung haben. Sie ziehen jedes Lebewesen an und sind überall geliebter Mittelpunkt in der menschlichen Gesellschaft und ihren Einheiten.

Was ist das Geheimnis dieser Menschen?

Das Geheimnis ist, daß je höher die Frequenzen und je kürzer die Wellen sind, die ein Mensch ausstrahlt, sie sich um so mehr gewissen Frequenzen, Schwingungen und Strahlen nähern, die wissenschaftlich nicht feststellbar sind und die wir dennoch unmittelbar erleben und einfach *»Liebe«* nennen. Die Frequenzen der *Liebe* sind die allerkürzesten Wellen, die allerhöchsten Frequenzen; sie sind so penetrant, daß sie jede andere Energieform durchschlagen, durchdringen und sogar umwandeln. Diesen Frequenzen kann niemand und nichts widerstehen, nichts kann sich dagegen isolieren. Sie sind die höchsten, göttlichen Frequenzen, denn Liebe ist GOTT!

Die Menschen strahlen auch niedrigere Schwingungen aus, denn jeder Zustand, jedes Gefühl, jeder Gedanke, jedes ausgesprochene Wort und jede Tat hat eine niedrigere oder höhere Ausstrahlung und Wirkung, und entsprechend wirken diese Offenbarungen anziehend oder abstoßend, stärkend, schwächend oder vernichtend, gebend oder nehmend.

Es gibt Menschen, die diese Ausstrahlungen genauso klar und unmittelbar wahrnehmen können, wie alle Lebewesen Lichtstrahlen mit den Augen sehen. Darüber kann man aber nur verstandesmäßig Erklärungen geben, durch Analogien und Gleichnisse, wie man zum Beispiel Telepathie durch die Analogie mit Radio oder mit Television klarmachen kann.

Der Mensch strahlt, wie alle Lebewesen, also kombinierte Energien aus und ist von ihnen so umringt, wie eine Lampe von ihren eigenen Ausstrahlungen – Licht, Wärme und so weiter. Diese zusammengesetzte Ausstrahlung ist bei jedem Menschen individuell verschieden, und je mehr ein Mensch in seinem wahren Selbst bewußt geworden ist, desto stärker wirkt er mit seiner Ausstrahlung auf seine Umgebung, auf Pflanzen, Tiere und Menschen. Wie eine Lampe Licht ausstrahlt und sich selbst in einem um so größeren Licht befindet, je stärker ihr Licht ist, so befindet sich der Mensch in seiner eigenen Ausstrahlung, und so weit wie diese reicht, reicht seine geistige Sehkraft und auch sein Wille. Wie die große Lampe durch die kleinere hindurchstrahlt, aber die kleinen Lampen durch die größeren nicht hindurchstrahlen können, so durchstrahlt der selbstbewußtere Mensch die noch unbewußteren – er sieht sie –, ohne daß sie ihn durchstrahlen und sehen könnten. Die Geschichte der Menschheit weist zahlreiche Beispiele auf, in denen Genies ihre Mitmenschen mit ihren geistigen Augen durchleuchtet und sie klar erkannt haben, diese wiederum haben sie weder gesehen, noch erkannt, ja sie haben sogar häufig einen solchen Titanen mißhandelt, auf den Scheiterhaufen geworfen oder auf andere Weise getötet.

Der große Mensch sieht also seine Mitmenschen, sie sehen ihn aber nicht. So wie die Ausstrahlung des größeren Menschen den kleineren durchdringt, seine Schwingungen die Wellen des anderen treffen und in diesem dadurch Verstärkungen, vielleicht auch Abschwächungen, sogar Interferenzen verursachen, in gleichem Maße wird ihn der andere sympathisch, unsympathisch oder abstoßend finden. Das ist auch der Fall, wenn Menschen von derselben Entwicklungsstufe sich begegnen und aufeinander wirken. Es kann vorkommen, daß trotz gleicher Entwicklungsstufe der eine in einer Richtung entwickelter ist als der andere, dagegen in einer anderen Richtung zurückgeblieben, in der jener schon eine höhere Stufe erreicht hat. Somit kann die Gesamtsumme ihrer Entwicklung die gleiche sein, dennoch können sie je nach ihrer Zusammenstellung aufeinander stärkend, schwächend oder – durch Interferenzen – abstoßend wirken. Im Wesen des Menschen wirken mathematische Gesetze, wie in der ganzen Schöpfung, denn auch der Mensch ist nach mathematischen Gesetzen geschaffen. Darum finden wir Menschen uns gegenseitig sympathisch oder unsympathisch, wenn nicht abstoßend.

Wenn ein Mensch von höherer Entwicklungsstufe auf einen niedrigstehenderen Menschen wirkt, dann kann es vorkommen, daß die Schwingungen des Stärkeren diejenigen des Schwächeren so treffen, daß sie in ihm gewisse Frequenzen intensiv verstärken, wodurch diese Schwingungen im Schwächeren dominierend werden. Mit anderen Worten: Seine in ihm schon vorhandenen Eigenschaften, die vielleicht unbewußt und schwach, wenn nicht in einem latenten Zustand waren, werden durch die ähnliche Ausstrahlung des stärkeren Menschen plötzlich lebendig, bewußt und stark. Dann sagen wir, daß der Stärkere ihn »suggeriert« hat. Bei Suggestionen verliert der Suggerierte seine eigene Willenskraft aber nicht, er bleibt er selbst, da seine Schwingungen auch bleiben, was sie waren, sie bleiben *seine eigenen* Ausstrahlungen. Nur gewisse Bestandteile seiner Schwingungen wurden durch das Mitschwingen des Stärkeren betont, verstärkt und bewußt gemacht. Seine Willenskraft wurde also nicht geschwächt, sondern von dem anderen noch erweckt. Von einer Besessenheit ist also keine Rede. Besessenheit, das heißt hypnotisierter Zustand, kommt erst dann zustande, wenn der stärkere Mensch mit seinen Frequenzen in den Schwächeren hineindringt und durch die Schwingungen, die bei beiden auf denselben Nenner gebracht werden können, sich in sein innerstes Wesen hineinbohrt und ihn in solchem Maße in Besitz nimmt, daß seine Willenskraft zusammenschrumpft und er sich der fremden Macht, dem Willen des anderen, immer mehr ergibt. Das kann so weit gehen, daß der Stärkere, also in diesem Falle der zum Hypnotiseur gewordene, durch die gemeinsamen Schwingungen den Schwächeren, das Medium, so stark in Besitz nimmt, daß er auch dessen übrige, mit ihm *nicht gemeinsame* Schwingungen mit Gewalt verändert, sie sozusagen auf sein eigenes Bild umformt. Das Medium wird dadurch letzten Endes gezwungen, so viele fremde Schwingungen aufzunehmen, daß sein eigenes Bewußtsein verdrängt und in einen latenten Zustand versetzt wird. Dieser Zustand kann verschiedene Grade erreichen: den der einfachen Suggestion, durch verbale Überredung, bis zur totalen Hypnose, bis zur totalen Inbesitznahme.

Suggestion ist also ein Zustand, in dem der Suggerierte noch sein Selbstbestimmungsrecht aufrechterhält und bei vollem Bewußtsein den Willen des Suggerierenden übernimmt.

Aus Suggestion wird eine leichte Hypnose, wenn die Wirkung des Suggerierenden den Willen des Suggerierten allmählich so weit abschwächt und verdrängt, daß dieser sein Selbstbestimmungsrecht unbewußt aufgibt und den Willen des jetzt völlig zum Hypnotiseur gewordenen sich blindlings aneignet und sein willenloses Werkzeug wird.

Im Zustand der totalen Hypnose haben die hineingebohrten fremden Schwingungen des Hypnotiseurs das Medium vollständig durchdrungen, es in Besitz genommen und dadurch ihm in bewußtlosem Zustand ausgeliefert. Es wird in seiner Macht ein biegsames Werkzeug, denn er hat das Bewußtsein seines Mediums in die tiefste Tiefe des Unbewußten verdrängt, so daß es seinen Willen automatisch ausführt. Daß dieser Zustand des Mediums ebenso positiv, zum Beispiel für Heilungen, wie schädlich und verbrecherisch ausgenützt werden kann, ist allbekannt.

Hier taucht nun eine sehr wichtige Frage auf! Wir haben gesehen, daß der Stärkere, das heißt der *Bewußtere* (denn die Stärke eines Menschen hängt immer davon ab, inwieweit er bewußt geworden ist), dem Schwächeren seinen Willen suggerieren, ja ihn sogar völlig unter das Joch seines Willens zwingen, das heißt hypnotisieren kann. Wie kommt es aber, daß häufig ein sehr bewußter, also sehr starker Mensch auf seine Mitmenschen nur einen geringen oder überhaupt keinen Einfluß ausübt und daß im Gegensatz dazu genügend Menschen zu finden sind, die, gar nicht so sehr bewußt und auf keiner hohen Entwicklungsstufe stehend, trotzdem auf viele andere stark, suggestiv und auch hypnotisch wirken? Es gibt genügend Beispiele, daß große Genies auf ihre Mitmenschen gar keine suggestive, noch weniger eine hypnotische Kraft ausgeübt haben – und ausüben –, dagegen erlangten oft mittelmäßige Durchschnittsmenschen über große Menschenmassen hypnotische Macht und nützten diese auch aus, oder wurden sie berühmte Hypnotiseure, die mit ihrer hypnotischen Wirkung zahllose Heilungen vollbrachten. Andere wiederum beeinflußten schwache Charaktere in verbrecherischer Hinsicht.

Auf diese Frage gibt die Mathematik eine Antwort.

Wir wollen hier nicht eingehend über Zahlentheorie oder Zahlenmystik sprechen. Immerhin, wenn wir die inneren Gesetze des menschlichen Wesens besser verstehen wollen, ist es am einfachsten, die Zahlen zu Hilfe zu nehmen, da ja der Mensch – wie die ganze Schöpfung – nach mathematischen Gesetzen geschaffen ist.

Wir wissen, daß es in der Reihe der natürlichen Zahlen unendlich viele gibt, die teilbar sind, und zwar nicht nur durch die Zahl *Eins* und durch *sich selbst,* sondern auch noch durch andere Zahlen. Wir wissen aber auch, daß es unendlich viele Zahlen gibt – sogar über Millionen gehende große Zahlen –, die nur durch die Zahl *Eins* und durch *sich selbst,* aber durch keine andere Zahl teilbar, also unzerlegbar sind. Diese Zahlen nennt die Zahlentheorie »Primzahlen«.

Wie schon erwähnt, strahlen die Menschen, wie jedes Energiezentrum, verschiedene Schwingungen und Frequenzen aus. Diese haben eine bestimmte, den Menschen charakterisierende Schwingungszahl. Da die Menschen unendlich viele Variationen der verschiedenen Charaktere offenbaren, sind die Schwingungszahlen der Menschen ebenfalls so zahlreich und verschieden, daß sie ebenso der Kategorie der zerlegbaren – teilbaren – wie der unzerlegbaren – unteilbaren –, also der Primzahlen, angehören können. Wenn wir das Gesetz beachten, daß die Wellen der verschiedenen Schwingungen nur dann aufeinander wirken können, wenn zwischen ihnen gewisse Zusammenhänge, Ähnlichkeiten oder sogar Identitäten bestehen, werden wir auch verstehen, daß *ein stärkerer Mensch nur dann auf einen anderen – schwächeren – wirken kann, wenn die Schwingungszahl des Stärkeren durch die Schwingungszahl des Schwächeren teilbar ist.*

Nun können wir verstehen, daß ein Mensch, der zu einer niedrigeren Entwicklungsstufe gehört als ein anderer, viel mehr suggestive und sogar hypnotische Kraft haben kann als andere, *weil seine Schwingungszahl zu den Zahlen gehört, die durch viele andere Zahlen teilbar ist.* Nehmen wir zum Beispiel die Zahl Sechzig. Sie ist keine große Zahl in der unendlichen Reihe der Zahlen, dennoch ist sie durch *zwölf* Zahlen teilbar – durch *Eins, Zwei, Drei, Vier, Fünf, Sechs, Zehn, Zwölf, Fünfzehn, Zwanzig, Dreißig* und durch *sich selbst.* Ein Mensch also, den wir mit der Zahl *Sechzig* charakterisieren könnten, kann auf *zwölf* verschiedene Menschentypen suggestiv oder hypnotisch wirken. Wenn wir aber als Beispiel die Zahl 257 nehmen, entdecken wir, daß diese Zahl, obwohl sie mehr als viermal so groß ist wie die Zahl *Sechzig,* in sich doch nur die Zahl *Eins* und *sich selbst,* aber keine andere Zahl restlos enthält, durch welche sie teilbar wäre. Sie ist also eine unteilbare Primzahl. Ein Mensch, den diese oder eine vielleicht noch viel größere Primzahl charakterisiert, wird auf niemand eine suggestive oder hypnotische Kraft ausüben können, auch wenn er auf einer noch so hohen Stufe steht. Er bleibt zwischen seinen Mitmenschen isoliert und machtlos, weil seine Kräfte mit anderen Kräften nicht korrespondieren und somit blockiert sind.

Wir finden genügend weitere Beispiele, in denen im Gegensatz zu einem hochentwickelten Menschen ein anderer von viel niedrigerer Entwicklungsstufe, also ein einfacher, primitiver Mensch, eine große suggestive und hypnotische Kraft ausstrahlt, weil den Hochentwickelten vielleicht die Zahl 65537 charakterisiert und den Primitiven, nehmen wir als Beispiel, die Zahl 12. Obwohl 65537 eine verhältnismäßig hohe Zahl ist, ist sie dennoch eine unteilbare Primzahl – hat also keinen Zugang zu anderen Zahlen. Dagegen hat die Zahl 12, wenn sie noch so klein ist, zu sechs Zahlen Zugang, weil sie mit sechs Zahlen (die Hälfte ihrer eigenen Zahl!) teilbar ist. Folglich hat dieser Mensch gegenüber sechs Menschentypen eine suggestive Macht – natürlich gegenüber solchen, die auf einer noch tieferen Bewußtseinsstufe stehen als er. Die Durchschnittsmenschen stehen eben im allgemeinen auf keiner hohen Bewußtseinsstufe. So verstehen wir auch, warum es möglich ist, daß nicht selten hochstehende Genies unter den Menschen einsam, verlassen, ohne Kontakt und ohne jede suggestive Macht dastehen, dagegen beschränkte, unentwickelte Menschen – leider sehr oft eine primitive Wahrsagerin – eine unverständliche Macht ausüben. Selbstverständlich kann ein Mensch von einer hohen Stufe, den wir zum Beispiel mit der Zahl 30240 charakterisieren könnten, auf große Menschenmassen eine berechtigte Macht ausüben, oft ohne daß er es wollte. Er wird überall Sympathien und Anhänger finden, weil sehr wenige Menschen sich seiner durchschlagenden suggestiven und hypnotischen Kraft und Macht entziehen können. Ganz große Menschenmassen werden mit ihm mitschwingen, ob sie wollen oder nicht, weil die Zahl 30240 eben mit *neunzig* Zahlen teilbar ist. Dieser Mensch wird Zugang zu neunzig Menschentypen haben, also eine enorme hypnotische Kraft besitzen. Ebenso ist es verständlich, daß auch manche Menschen ihn aus vollem Herzen hassen werden! Dabei ist diese Zahl noch immer weniger als die Hälfte von der vorher als Beispiel genommenen Zahl 65537!

Wenn wir außergewöhnliche Menschen betrachten, wie zum Beispiel Moses, Buddha, Konfuzius und Jesus, können wir uns vorstellen, was für hohe Frequenzen diese »weißen Magier« gehabt und ausgestrahlt haben, mit was für einer hohen Schwingungszahl wir diese und alle anderen großen Lehrer und Meister charakterisieren müßten, wenn wir diese Schwingungszahl kennen würden! Diese ganz Großen wirkten nicht nur in der Zeit und im Raum – wann und wo sie lebten –, sondern ihre Wirkung arbeitet in der Atmosphäre der ganzen Erde über Zeit und Raum bis zum heutigen Tag und in alle Ewigkeit.

Beispiele über Schwarzmagier gebe ich absichtlich nicht.

Und jetzt taucht die Frage auf: Was ist der Unterschied, im Hinblick auf die Zahlen, zwischen hochstehenden, hochentwickelten Menschen, die wir »weiße Magier« nennen, und deren Spiegelbild, auch hochstehenden, hochentwickelten, aber schwarze Magie ausübenden Menschen, die immer da waren und bis zum heutigen Tag da sind?

Jeder Mensch, der das Selbstbestimmungsrecht anderer unterdrückt oder sogar wegnimmt, um diese Menschen als Marionetten dazu zu gebrauchen, daß sie seinen selbstsüchtigen Zwecken dienen, ist schon ein Schwarzmagier. Mit menschlichen Mitteln kann und soll ein jeder in der Welt kämpfen, nicht aber mit magischen Kräften, noch weniger mit der enormen magischen Kraft und Macht, die wir durch die Umwandlung der sexuellen Kraft gewinnen. Diese Kraft und Macht darf ein hochstehender Mensch nur im Interesse des großen Ganzen gebrauchen, weil er wissen muß, daß wir alle, auch er, nur eine winzige Zelle im großen Ganzen sind. Wenn ein Mensch sich gleichmäßig entwickelt, wenn seine noch im latenten Zustand ruhenden Energiezentren in der richtigen Reihenfolge, eins nach dem anderen, aktiviert werden, dann hat er, bis er seine höchsten Energiezentren in Gebrauch nehmen kann, schon seine inneren, geistigen Augen offen, so daß er diese Wahrheit schon erkannt hat und klarsieht und gar keinen Wunsch danach hat, seine magisch-hypnotische Kraft selbstsüchtig, aus Machtwahn, zu seinen persönlichen Zwecken zu benutzen. Nicht weil er »so selbstlos« ist oder sein will, sondern weil er sich mit dem großen Ganzen vollkommen eins fühlt und aus *reiner Selbstsucht* das Wohl des Ganzen betrachtet und dem Wohl des Ganzen mit all seiner magischen Macht und Kraft *dient*. Denn *es gibt nur eine einzige Liebe: die selbstsüchtige Liebe*. Der Unterschied ist nur, *wen* und *was* ich in den Kreis meiner selbstsüchtigen Liebe einbeziehe. Ich kann eine Person, vielleicht ein Tier, eine Familie, eine menschliche Gesellschaft oder Vereinigung, eine Nation, die ganze Erde oder das Weltall in den Kreis meiner selbstsüchtigen Liebe hineinnehmen. Dann nennen die Menschen dieselbe »selbstsüchtige Liebe« »selbstlose Liebe«, weil ich den Kreis meiner Eigenliebe ausgedehnt und das ganze Weltall hineingenommen habe. Die Liebe hat sich aber gar nicht geändert, nur entwickelt. Am Anfang liebe ich mich, dann liebe ich zum Schluß das ganze Weltall wie mich, besser ausgedrückt, *als mich,* weil ich mich entwickelt habe und damit hat sich auch meine Liebe entwickelt, und ich erkenne, daß das ganze Weltall *ich bin! – Tat tvam asi! –*

Der »weiße Magier« wird also nie das Bewußtsein eines anderen verdrängen wollen, seinen eigenen Willen in dem anderen geltend machen und ihn versklaven, sondern umgekehrt, er wird noch helfen, das Bewußtsein der übrigen Menschen zu entwickeln, daß sich diese dann auch aus *freiem Willen* in den Dienst der göttlichen Absichten und Pläne stellen. Der weiße Magier *bleibt in seinem eigenen Mittelpunkt, strahlt aber von dort, aus sich selbst, belebende Kräfte der Liebe, also das Leben selbst aus.* Er läßt auch den anderen frei und unbeeinflußt *in seinem Mittelpunkt bleiben,* so daß dieser sein Bewußtsein und sein ganzes Selbstbestimmungsrecht nicht nur behält, sondern mit Hilfe des weißen Magiers noch höher entwickelt.

Der schwarze Magier dagegen gebraucht seine schöpferischen Kräfte aus lauter Machtwahn dazu, andere Menschen in seinen Bannkreis zu ziehen und sie als Sklaven zu gebrauchen. Durch Suggestion oder durch Hypnose *reißt er den Mittelpunkt des anderen an sich* und läßt diesen als einen um ihn kreisenden Satelliten seinen persönlichen, selbstsüchtigen Zwecken dienen, ohne Rücksicht, ob der andere daran seelisch oder körperlich zugrunde geht.

Der weiße Magier bleibt in seinem eigenen Mittelpunkt und strahlt von dort auf die ganze Außenwelt die göttlich-magische Kraft der *Liebe.* Der schwarze Magier greift hinein in das Innere des anderen, bohrt sich hinein in seine Seele, durchdringt ihn mit seinem Willen, vernichtet ihn und macht aus ihm einen unbewußten, ihm dienenden Automaten.

Der weiße Magier bleibt, wenn er noch so hohe Frequenzen ausstrahlt, mit seinem Bewußtsein in der Zahl *Eins*, in der Zahl GOTTES, die selbst unteilbar ist, durch die hingegen alle Zahlen teilbar sind bis in die Unendlichkeit hinein. Er wirkt durch die Zahl *Eins* auf jedes Lebewesen mit der unwiderstehlichsten Ausstrahlung und Kraft der *Liebe.* Der weiße Magier bleibt wie gesagt mit seinem Bewußtsein in der Zahl *Eins* und strahlt von dort in das Unendliche. Somit ist er vollkommen *unpersönlich.* Der schwarze Magier tritt mit seinem Bewußtsein aus der Zahl *Eins,* aus der *Einheit* in die Vielheit hinein, erreicht die sehr hohe Zahl des Wissens und der Macht, identifiziert sich mit der hohen Zahl seiner eigenen, persönlichen Frequenzen und wird dadurch eine ganz große *Persönlichkeit,* die nur ihre eigenen persönlichen Interessen sieht und fördert. Daß zum Schluß alles Übel, das ein Schwarzmagier verursacht, auf seinen eigenen Kopf zurückfällt und er ein furchtbares Ende nimmt, ist selbstverständlich.

Die Zahl *Eins* ist die Zahl GOTTES. Ohne die Zahl *Eins* gibt es keine andere Zahl. Die Zahl *Eins* ist der Anfang, wie es ohne GOTT keinen Anfang, keine Schöpfung gibt. Die Zahl *Eins* ist unteilbar, wie GOTT unteilbar ist. Alle anderen Zahlen sind durch die Zahl *Eins* teilbar, weil die Zahl *Eins* in jeder Zahl restlos enthalten und von ihr durchdrungen ist, sogar die größte Primzahl muß sich widerstandslos ergeben und von der Zahl *Eins* durchdringen lassen, wie GOTT den isoliertesten Menschen mit seiner unwiderstehlichen Kraft der *Liebe* durchdringt, durchglüht und die isolierende Rinde mit seinem Feuer vernichtet.

GOTT ist in der ganzen Schöpfung, von dem kleinsten bis zum größten Geschöpf, restlos enthalten, weil GOTT der Vater der ganzen Schöpfung ist. Ebenso ist die Zahl *Eins* der Vater aller Zahlen!

Die Zahl GOTTES ist die Zahl *Eins*. Doch gibt es eine für menschlichen, endlichen Verstand unvorstellbare Zahl, die das Spiegelbild der Zahl *Eins* in der Unendlichkeit ist. Wie die Zahl *Eins* der Ausgang der ganzen Schöpfung ist, so ist diese unvorstellbare Zahl die Erfüllung, das Ende der Schöpfung. Wie jede Zahl durch die göttliche Zahl *Eins* teilbar ist, so ist diese Zahl der Erfüllung und Unendlichkeit durch jede Zahl teilbar. Diese Zahl kann kein Wissenschaftler ausrechnen, denn sie ist die Zahl der Unendlichkeit, und dennoch existiert sie als das alles umfassende unendlich große Spiegelbild der Zahl *Eins*. So wie keine Zahl ohne die Zahl *Eins* existieren kann, so kann auch keine Zahl existieren, ohne in dieser unvorstellbaren Zahl der Unendlichkeit restlos enthalten zu sein.

GOTT ist die *Liebe*, und die Frequenzen der *Liebe* sind so hoch, daß sie nur mit dieser Zahl ausgedrückt werden können; sie enthält alle anderen Zahlen in sich und ist folglich die Zahl der Unendlichkeit. Wie die Ewigkeit, die keine Zeit kennt, sich doch nur durch die Zeit, die der endlichen Schöpfung angehört, zum Ausdruck bringen läßt, so können wir nur durch die Er-

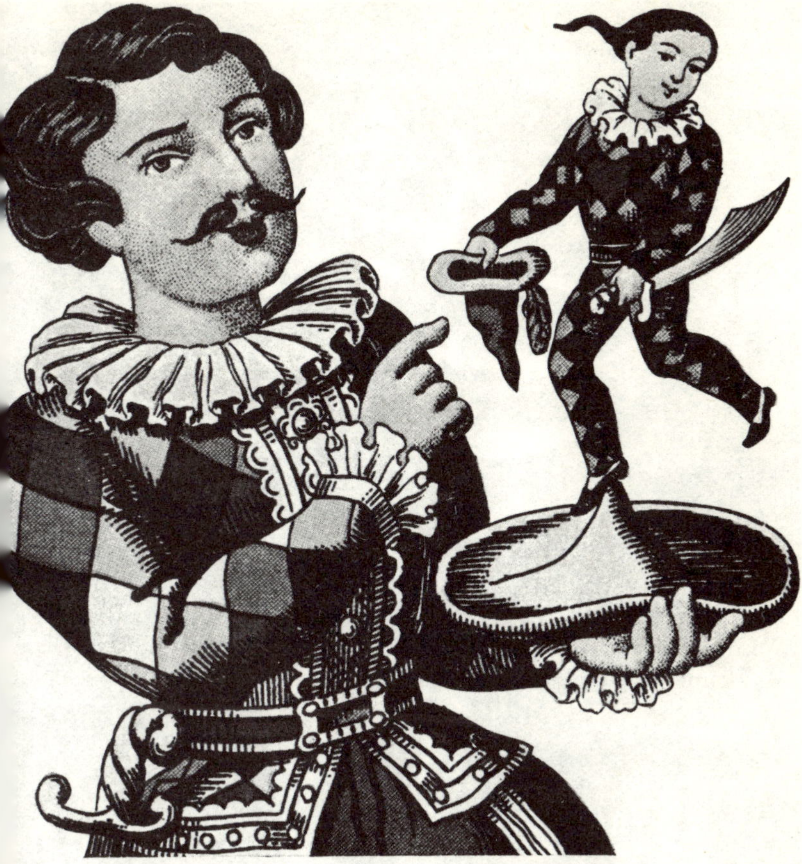

letzte, höchste Tarotkarte, das große Selbst, das kein Geschlecht kennt, da es die en Pole in seinem Bewußtsein vereinigt, läßt auf seiner Handfläche die kleine son«, die ein körperliches Wesen ist und zu einem Geschlecht gehört, wie eine e Marionette als Offenbarungswerkzeug tanzen, gemäß ihrer Rolle in der irdisch-riellen Welt.

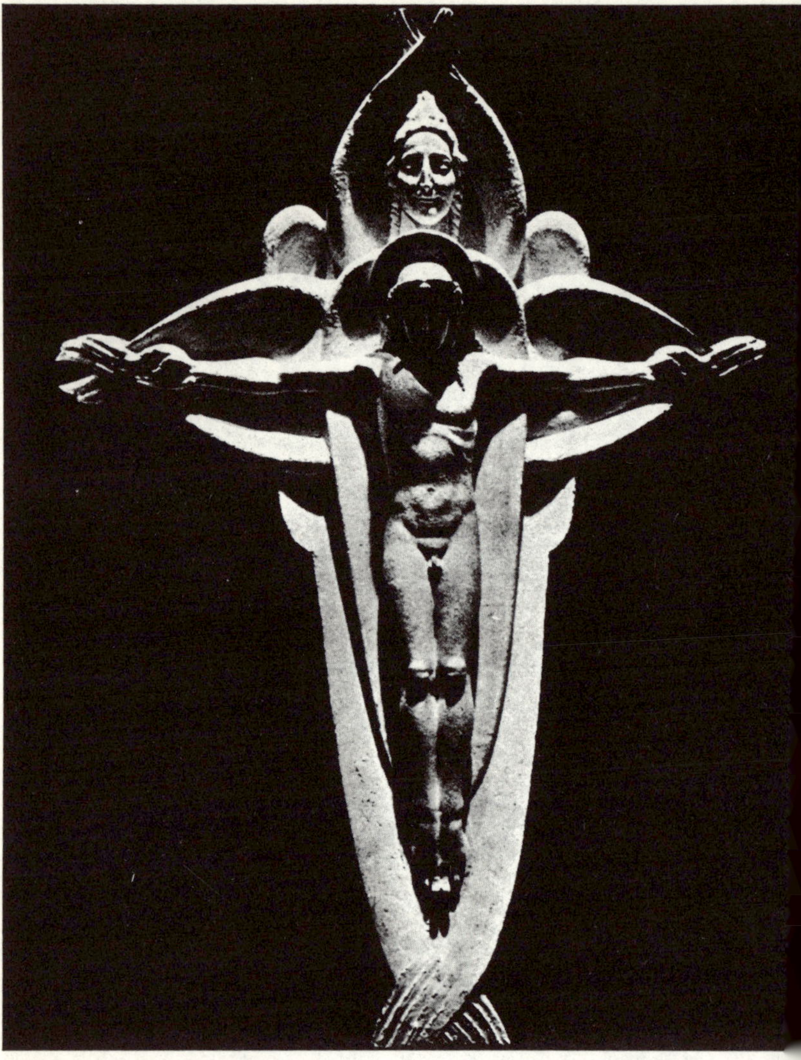

Mestrovic: der ewig Gekreuzigte · Ottavice.

Der unbewußte Mensch weiß nicht, daß in seinem Unbewußten GOTT wohnt, d
Wirklichkeit sein wahres, höheres *Selbst* ist.

kenntnis der begrenzten endlichen Zahlen die unendlich große Zahl der Frequenzen GOTTES – der *Liebe* – ahnen. Die Ewigkeit selbst ist frei von Zeit, dennoch befindet sich die Zeit in der Ewigkeit. So finden wir die unendlich vielen endlichen Zahlen in der Unendlichkeit, in der Ewigkeit, die keine Endlichkeit und Zersplitterung kennt: in GOTT.

Während die Zahl *Eins* die Zahl GOTTES ist, die Unveränderlichkeit, Unteilbarkeit und Ewigkeit GOTTES ausdrückt, bildet sie doch jede Zahl bis in die Unendlichkeit. Wie GOTT überall gegenwärtig ist, alles schafft und belebt, ohne daß ER von seiner Schöpfung berührt würde, so bildet die Zahl *Eins* alle Zahlen und gibt ihnen Existenz, ohne daß sie von den durch sie und aus ihr aufgebauten Zahlen berührt würde. Und wie die Zahl *Eins,* die alle Zahlen schafft, Ausgangspunkt ist, so ist ihr Spiegelbild die Zahl der Unendlichkeit und der Erfüllung, die alle Zahlen in sich enthält, das Ende aller Schöpfung und Endlichkeit. Dort gibt es nur noch das *Nichts,* aus dem das *All* gekommen ist und wohin es wieder absorbiert werden und verschwinden wird.

Unser ICH ist GOTT, die Zahl *Eins* in uns. Aber in der Erfüllung reicht diese Zahl *Eins* bis zu der für Menschen unvorstellbaren Zahl der Unendlichkeit. Der Weg des Menschen führt von der Zahl *Eins,* von der Geburt des Bewußtseins, bis zu der Zahl der Unendlichkeit, wo wir das ganze *All* in *einem Bewußtsein* zusammenfassen.

Wie der erste *Urton* der Schöpfung durch seine eigenen Obertöne alle übrigen Töne selbst geschaffen hat und wir nur diesen einzigen großen *Urton* mit einer das ganze Weltall durchdringenden Kraft hören, wenn wir die Obertöne gleichzeitig ertönen lassen, so werden wir durch die Belebung aller Schwingungen die Zahl *Eins,* das eine einzige, das ganze Weltall erfüllende göttliche *Selbst* werden. Und einmal werden alle Menschen, alle Lebewesen, die ganze Schöpfung durch die alles durchschlagende Kraft der Urzahl *Eins* durchdrungen, durchwärmt, belebt und erweckt und zu einem neuen, ewigen *Leben* in Gott gerufen.

DIE SIEBEN STUFEN DER JAKOBSLEITER

Solange der Mensch noch ein unbewußtes Lebewesen ist, wirken in ihm seine Logoskräfte unbewußt, automatisch, den Gesetzen der Natur nach, wie bei den Tieren. Seine sexuelle Kraft wirkt in ihm noch als ein rein tierisch-körperlicher Drang, der ihn dazu treibt, die durch aufgespeicherte Zeugungskraft unangenehm werdende Spannung in seinen Nerven loszuwerden. Dementsprechend ist auch sein Bewußtseinszustand nichts anderes als ein tierischer Entladungsdrang. Von Liebe hat er noch keine Ahnung, da er seinen im Unbewußten schlummernden Drang nach Liebe geistig noch nicht erleben und offenbaren kann. Seine höheren Zentren sind noch im latenten Zustand, sein Herz ist tot. Aus diesem Scheintod erweckt ihn sein sexueller Drang. In seiner körperlichen Erregung, eingeheizt durch seine sexuelle Kraft, geht er instinktiv auf die Suche nach einer Partnerin. Die Natur überlistet ihn. Denn die ganze sexuelle Erregung des Lebewesens ist für keinen anderen Zweck da, als um Nachkommenschaft zu zeugen, den großen Strom des Lebens weiterzuführen, um das große Ziel, die Vergeistigung der Erde, zu erreichen. Der primitive Mensch hat von alledem keine Ahnung. Er folgt seinen sexuellen Wünschen nach Befriedigung. Die Lebenseinrichtungen des Menschen und die allgemeinen menschlichen Sitten erlauben ihm aber meistens nicht, daß er sich ausleben kann, sobald der Trieb ihn zur Entladung reizt. Ob es ihm gefällt oder nicht: er ist gezwungen, mit der Befriedigung seines Triebes kürzere oder längere Zeit zu warten. Sogar in den primitiven Neger- und Buschmannstämmen müssen die reif gewordenen Jungen mit ihrer gesunden sexuellen Aufladung bis zum großen Fest warten. Erst dann werden sie in die Geheimnisse der Sexualität eingeweiht. Ob in anderen Erdteilen oder im Westen bei den weißen Rassen: es ist Tatsache, daß der Mensch mit seinem Trieb zunächst warten muß, bis er schließlich eine Möglichkeit findet, seine sexuellen Wünsche zu befriedigen, während ein Tier, das vom Geschlechtstrieb befallen, nach einem geeigneten Partner sucht und diesen meistens sofort bekommt. Die Lage verlangt vom Menschen also eine kürzere oder längere Zeit des Wartens. Während dieser Wartezeit steigert sich die Spannung in ihm und da sie auf normalem Weg keine sofortige Befreiung findet, sucht diese Kraft durch die Nervenkanäle einen anderen Weg, sich zu entladen. Die unbefriedigte Spannung steigert sich automatisch selbst, und so wird der Mensch mit immer höheren Schwingungen, immer höheren Frequenzen aufgeladen. Wenn aber die Frequenzen einer Kraft sich steigern, *ist die Kraft auch nicht mehr dieselbe, die sie vorher war*. Die erste wenn auch noch so kleine Umwandlung der Sexualenergie ist also schon geschehen!

Die neue von der Aufspeicherung gesteigerte Spannung

wirkt mit ihren höheren Frequenzen nunmehr nicht nur auf seine geschlechtlichen, sondern auch auf seine höheren Organe, die fähig sind, die erhöhten Frequenzen zu tragen und zu offenbaren. Der Trieb wirkt erweckend auch auf seinen Verstand, er zerbricht sich den Kopf nach einer Idee, um eine Lösung zu finden. Der körperliche Wunsch weckt sein Bewußtsein, und so ist die erste – wenn auch nur dämmernde – Bewußtwerdung vollzogen. Früher oder später findet er auch die Gelegenheit, seinen sexuellen Wunsch auszuleben, er braucht ihn also nicht zu verdrängen, und doch ist der erste Schritt zur Umwandlung der Geschlechtskraft getan. Natürlich geht das nicht so einfach und rasch, wie es nach dieser Darstellung scheint, auch ist die Auswirkung bei jedem Individuum verschieden, doch das Resultat ist dasselbe.

Wie schon gesagt wurde, entwickelt der Mensch, soweit er seine höheren Nervenzentren noch nicht in aktiviertem Zustand hat, folglich seine sexuellen Kräfte noch nicht in schöpferische Energie umwandeln kann und dennoch enthaltsam lebt, in sich krankhaft nervöse, oft sehr gefährliche Zustände, welche die heutige Psychiatrie »Verdrängungen« nennt. Wenn er aber in demselben Entwicklungszustand seinen sexuellen Trieb nur auf kürzere Zeit zurückhält und dann ungehindert auslebt, verursacht er keine Verdrängung. Er hat in seinem noch unbewußten Zustand auf dem Wege der Umwandlung der sexuellen Kraft die ersten Schritte getan, ohne dies zu wollen. Was hat ihn dazu gezwungen? Die unbefriedigte sexuelle Kraft. Die sexuelle Kraft hilft also in uns, die sexuelle Kraft umzuwandeln. Sie hat ihre Spannung höher geheizt, gerade durch die fehlende Befriedigung, und hat das Bewußtsein mit einer geistigen Anstrengung schon um ein geringes gehoben und ausgedehnt. Und so steigt der Mensch Schritt für Schritt jedesmal, wann er seine sexuellen Wünsche nicht sofort erfüllen kann, auf der Leiter des Bewußtwerdens ein Sprößlein höher, bis er den Grad erreicht, auf dem er plötzlich nicht nur seines körperlichen Wunsches, sondern auch seines Selbstes in sich bewußt wird. Die Triebkraft hört aber nicht auf, in ihm zu wirken und treibt ihn mit ihrer sich immer wiederholenden gesteigerten Spannung weiter, hilft ihm und zwingt ihn, allmählich entsprechend höhere Bewußtseinszustände zu erleben. Allmählich wird er die Stufe erreichen, auf der er in seiner Erregung nicht mehr einen rein tierischen Entladungsdrang, sondern den ersten Schimmer einer menschlichen Zusammengehörigkeit erlebt und offenbart, wenn auch in einer noch primitiven körperlichen Hingabe. Mag diese noch nichts anderes als leidenschaftliche Besitzgier und Hörigkeit sein: eine neue menschliche Beziehung entsteht dennoch zwischen ihm und seiner Partnerin, die er während des körperlichen Verkehrs näher kennenlernte. Die ersten Zärtlichkeiten, die ersten Vorläufer der Liebe stellen sich ein. So wird sein totes Herz mit der Zeit allmählich durchwärmt und erweckt. Er wächst aus dem rein sexuellen Drang nach einer Entladung auf die höhere, auf die zweite Offenbarungsstufe – auf die der Verliebtheit. Und da er auch anfängt, aus dem unbedeutenden Massenmenschen zu einem Individuum zu werden, so ist er auch nicht mehr wahllos mit jeder Partnerin zufrieden, sondern geht auf die Suche nach einer besser zu ihm passenden, seinem sich entwickelnden Geschmack entsprechenden Partnerin. Vielleicht vergehen mehrere Leben, bis er aus dem primitiven, unbewußten Urmenschen, als der er mit seiner Entwicklung begann, diese Stufe erreicht. Es gibt genug Zeit in der Ewigkeit...

Der primitive Mensch, noch im Gefängnis der langsamen, natürlichen und Äonen dauernden Entwicklung eingekerkert, fängt vielleicht erst in einem nächsten Leben auf der dritten Bewußtseinsstufe an. Jetzt lebt er seinen sexuellen Drang *nicht mehr wahllos aus.* Er wird wählerischer und versucht auch, seiner Partnerin zu gefallen. Seine Verbindung mit der zum anderen Geschlecht gehörenden Person wird zu einer Mischung von sexuellem Wunsch und Zusammengehörigkeitsgefühl, gepaart mit Besitzgier, die eine primitive und sehr selbstsüchtige, aber doch schon eine niedrige Form der Liebe ist. Sein ursprünglich rein sexueller Drang hat sich in Verliebtheit verwandelt, die ihn an eine *bestimmte Person* bindet. Diese Verliebtheit wird noch durch das Feuer seiner vom Warten gesteigerten sexuellen Kraft geheizt. Sein sexueller Wunsch dagegen wird dadurch gesteigert, daß er diese einzige von ihm auserwählte Person zu bekommen hofft. Solche schon höher getriebenen sexuellen Kräfte wirken auch gesteigert auf die höheren Zentren, wenn sie in ihrer Entladung auf Hindernisse stoßen. Sie befähigen oft mittelmäßige Menschen zu ungewöhnlichen Leistungen. Wir könnten zahlreiche Beispiele aus der Geschichte der Menschheit aufzählen, die beweisen, zu welch scharfsinnigen und spitzfindigen Leistungen Liebende durch ihre unbefriedigten sexuellen Wünsche fähig sind, wenn sie den unerreichbaren Liebespartner trotz aller Hindernisse erringen wollen. Die unbefriedigte sexuelle Kraft wirkt stark anspornend auf die höheren Zentren, vor allem auf den Verstand. Der angefeuerte Verstand verspricht den Liebenden das höchste Glück durch die Befriedigung ihrer sexuellen Wünsche. Durch diese Gegenwirkung wird die Verliebtheit gesteigert und sie werden veranlaßt, schon aus Liebe eine Familie zu gründen. Hat er sein Ziel erreicht und geheiratet, findet die sexuelle Kraft ihren Weg als sexuelle Kraft und kann sich ungehindert befriedigen. Meistens werden aber dann aus scharfsinnigen Liebeshelden und -heldinnen zufriedene und langweilige Spießbürger, bis Schicksalsfügungen sie zu erneuerter Kraftumwandlung zwingen. Der Mann – in der Falle der Natur – fängt an, mehr an seine Arbeit zu denken, um seiner Familie ein besseres Leben zu sichern, wenn auch noch nicht ganz aus reiner Freude am Schaffen. Er sucht mehr zu leisten. Dadurch wird er gezwungen, mehr Kraft in die höheren Kanäle zu lenken und er lebt einen größeren Teil seiner schöpferischen Kräfte durch diese Kanäle aus. So wird er, der Durchschnittsmensch, durch seine sexuelle Kraft, durch seine Verliebtheit, dazu gezwungen, seine Triebkraft teilweise auf die Mentalebene zu lenken und in Gedankenkräfte umzuwandeln. Er lernt allmählich die Freude an der schöpferischen Arbeit kennen, und damit erlebt er gleichzeitig das erstemal eine Art Selbstvertrauen. Sein Selbstbewußtsein wächst und dehnt sich aus. Mit der Zeit und Gewöhnung verwandelt sich seine Besitzgier und Begierde gegenüber seiner Lebensgefährtin, die nunmehr auch die Mutter seiner Kinder geworden ist, in eine seelisch-menschliche Verbindung, in eine liebevolle, familiäre Zusammengehörigkeit, in eine schon höhere, selbstlosere Form der Liebe.

So lenkt er unbemerkt und unbewußt seine sexuellen Kräfte immer mehr in höhere Zentren, und allmählich erreicht er die nächste, die vierte Stufe des Bewußtwerdens. Er fängt an, immer höhere Frequenzen aufzunehmen und auszustrahlen. Diese reizen und öffnen noch weitere höhere Nervenzentren; er fängt an, noch mehr zu denken, und nicht mehr nur darüber, wie er seine Triebe noch besser befriedigen, wie er für sich noch mehr sinnlich-sexuelle Freuden und Genüsse schaffen könnte. Er beginnt, sich auch für höhere Dinge zu interessieren. Er sucht mehr Inhalt in seinem Leben, er wird allmählich noch individueller, er weiß, daß ihn auch in der körperlichen Liebe nur eine seelisch zu ihm passende verständnisvolle Partnerin befriedigen kann. Er sucht und erwartet von der Liebespartnerin ähnliche Denkungsart, ähnlichen Geschmack. Bei seinen gesteigerten Ansprüchen in der Liebe findet er aber immer seltener die richtige Partnerin und damit kann er auch immer seltener volle sexuelle Befriedigung finden. Je höher der Geschmack, desto schwerer ihn zu befriedigen. Seine unbefriedigten und aufgespeicherten sexuellen Kräfte zwingen sein Bewußtsein rascher, noch höher zu steigen und auch höhere Frequenzen wahrzunehmen. Damit aktiviert er das nächsthöhere Nervenzentrum. Sein Interesse richtet sich auf das Wissen! So erreicht er die vierte Stufe und wächst in sie hinein. Er fängt an zu studieren, zu lernen, er möchte die Geheimnisse der Welt enträtseln. Sein geistiger Horizont breitet sich aus. Seine schöpferischen Kräfte offenbaren sich nun nicht mehr nur durch den Körper als sexuelle Kraft, sondern als Gefühls- und Mentalkräfte und als verstärkte Willenskraft. Er macht »Karriere«, nimmt vielleicht eine führende Position ein, er ragt aus den Massenmenschen heraus. Dadurch, daß er eine höhere Lebensspannung in sich trägt und auf höheren Frequenzen bewußt wurde, lenkt er auch in seine sexuellen Organe höhere Schwingungen, dementsprechend ist auch *seine körperlich-sexuelle Potenz viel stärker geworden! Je höher das Bewußtsein steht, desto höhere und stärkere Energien kann der Mensch auch in seine tieferen Nervenzentren und Organe lenken,* und entsprechend höhere Freuden hat er in der sexuellen Einheit! Dazu braucht er aber eine ebenso hochstehende Partnerin. Er sucht in seinem Liebesleben eine ebenbürtige, verständnisvolle, wertvolle Frau, mit der er eine tiefe seelische und geistige Verbindung haben kann. Er hat schon die Erfahrung und weiß, daß *wirklich glückgebende Freude und vollkommene Befriedigung im Körper wie auch in der Seele nur mit einer würdigen, gleichwertigen Partnerin möglich ist. Sie muß die Fähigkeit besitzen, ihm bis in die gleich hoch gesteigerten Frequenzen zu folgen und diese auch mit ihrem ganzen Wesen, von einer leidenschaftlichen und doch erhabenen Liebe durchglüht, zu erwidern!* Er kennt schon den ungeheuren Unterschied zwischen Quantität und Qualität und lebt auch danach, weil er nicht mehr anders leben kann!

Tieftraurig ist es dann, wenn ein Mensch von einer höheren Entwicklungsstufe in der Liebe ganz hohe Spannungen ausleben und geben könnte, die Partnerin ihm aber nicht folgen kann. Wie furchtbar allein fühlt sich so ein Mensch!

Am Meeresufer findet man bei Ebbe unzählige Muscheln, die, von den Wellen ans Land geworfen, von der Sonne ausgetrocknet, herumliegen. Als Kind versuchte ich solche Muschelhälften zusammenzulegen, daß sie wieder eins wurden. Da waren viele einfache, die ganz glatt waren und auch einen glatten, flachen Rand hatten. Wenn auch zwei Hälften nicht von derselben Muschel waren, paßten sie doch meistens gut zusammen, und ich konnte sie wieder schließen. Schon seltener waren Muscheln, die nicht flach waren, sondern auf dem Rücken und am Rand gewellt. Sie waren viel schöner und differenzierter. Diese konnte ich nur richtig zusammenlegen, wenn die beiden Hälften von ein und derselben Muschel waren, also nur wenn sie zusammengehörten. Mit einer fremden Muschelhälfte harmonierten sie nicht ...

So sind wir Menschen auch. Der primitive Mensch fände viele Partner, mit denen er in Frieden leben könnte. Der Mann schafft die Existenz, arbeitet für die Familie; die Frau sorgt für den Mann und für die Kinder, sie tragen die Lasten des Lebens in Frieden miteinander. Die Gewohnheit, die gemeinsamen Kinder und die Familie verbindet sie, aber ohne tiefe geistige Zusammengehörigkeit, da sie eben noch nicht geistig, noch nicht individuell sind. Je geistiger, je differenzierter und individueller ein Mensch wird, desto wichtiger ist es für ihn, daß der Ehepartner in jeder Hinsicht zu seiner Entwicklungsstufe paßt. Je ausgeprägter der Charakter eines Menschen ist, desto weniger kann er mit einer Liebespartnerin zusammen leben, die nicht zu ihm paßt, und es kann kein Friede zwischen den beiden herrschen. Je höher ein Mensch steht, desto wichtiger ist es für ihn, daß die geistige Stufe der Partnerin, Intelligenz, Denkungsart, Geschmack, bis zu jedem Detail in der Liebe, ja ihre ganze Natur vollkommen zu ihm paßt. Nur mit ihr kann er auch eine glückgebende, befriedigende sexuelle Begegnung haben, in der beide Teile im Geist, in der Seele und im Körper eine vollkommene Einheit erleben.

So wächst der Mensch langsam in die fünfte Stufe hinein. Auf dieser Bewußtseinsstufe ist er so weit, daß er seine schöpferischen Kräfte ebenso als sexuelle wie als seelische, mentale und geistige Energien und auch als sich immer steigernde stählerne Willenskraft offenbaren kann. Er strahlt seine Kräfte je nach seinem Bewußtseinszustand in der Richtung seines gegenwärtigen Interesses teilweise schon rein geistig, teilweise seelisch und auch körperlich aus. Er hat seine Nerven- und Gehirnzentren, welche die Fähigkeiten besitzen, höhere, rein geistige Energien und hohe Spannungen zu tragen, aktiviert. Der Widerstand seiner Nerven, seines Körpers ist so weit gesteigert, daß er die hohen geistigen Frequenzen ohne Schaden ertragen und auch als sexuelle Kraft durch seinen Körper offenbaren kann. In seiner Liebe ist er leidenschaftlich, er offenbart sie aus einer inneren, geistigen Zusammengehörigkeit. Seine schon von Geburt kräftigen, widerstandsfähigen sexuellen Organe sind auch entsprechend fähig, hohe leidenschaftliche Spannungen zu offenbaren. Er ist schöpferisch geworden; alle Ventile auf fünf Ebenen, von der Geistigkeit bis zu den körperlichen Offenbarungen, sind offen. Nur noch zwei Gehirnzentren, welche die allerhöchsten, göttlichen Frequenzen in der Zukunft einmal tragen und manifestieren werden, sind noch in latentem Zustand.

Wenn ein Mensch alle seine Kräfte gleichmäßig ausstrahlt, dann hat er auch alle seine Offenbarungsorgane automatisch gleichmäßig entwickelt, folglich lebt ein hochgeistiger Mensch in einem sehr schön geformten, gesunden, starken Körper. Diese Stufe ist es, auf welcher der Mensch das erstemal ohne Schaden, ohne krankhafte Nervosität und andere Schwierigkeiten, seine sexuelle Offenbarung – *wenn er will* – aufgeben kann, da er seine Kräfte schon auf den höheren Ebenen ungehindert zu manifestieren fähig ist. Wohin er auch sein Interesse, das heißt sein Bewußtsein lenkt, offenbart sich seine hohe schöpferische Kraft durch entsprechende Nerven- oder Gehirnzentren und durch die geeigneten Organe. Er kann seine schöpferische Kraft als sexuelle Kraft offenbaren und als Liebe erleben, Kinder zeugen oder, wenn er seine Interessen in die Welt der Ideen lenkt, hochgeistige, schöpferisch-suggestive Gedanken manifestieren und sie als fruchtbaren Samen ausstreuen. Er ist intuitiv und suggestiv geworden, seine hypnotisch-magischen Fähigkeiten entfalten und manifestieren sich. Denken wir an große Genies, die nicht nur sexuell eine große Potenz besaßen und große leidenschaftliche Liebe erlebten, sondern auch die ganze Menschheit mit ihren durch Inspiration erlangten hohen und schöpferischen Ideen durchdrangen. Sie zeugten mit der Menschheit *geistige Kinder,* schufen neue Welten und lenkten das Geschick der Erde in neue Bahnen, wie sie ebenso eine Frau mit körperlichen Kräften beglücken und mit ihr Kinder zeugen konnten.

Wir wissen aus der Geschichte, daß große Genies während des Schaffens oft viele Monate ohne Liebesoffenbarungen lebten. Sie gaben alle ihre Kräfte in der geistigen Offenbarung aus; nachher aber haben sie mit unveränderter Potenz wieder leidenschaftliche Liebe und Hingabe geoffenbart. Diese Menschen, auf der fünften Ebene des Bewußtwerdens, erleben in sich schon die schöpferische Kraft als Seinszustand. Sie erleben sie in sich als die Freude am Schaffen, als *Dasein,* und wirken in jeder Hinsicht magisch-schöpferisch. Es ist gleichgültig, ob so ein Mensch seine Kräfte als Wissenschaftler, Politiker oder Staatsmann, Herrscher, Philosoph oder als Künstler, Komponist, Kunstmaler, Bildhauer oder Schriftsteller manifestiert. Die Durchschlagskraft seines Wirkens zeigt seine Größe. Es ist gleichgültig, auf welcher Stelle der Erde und in welcher Zeit diese schöpferischen Menschen lebten und wirkten oder heute noch leben und wirken. Sie stehen und wirken über Zeit und Raum! Ihr Wirken leuchtet über die ganze Erde zu jeder Zeit als göttliches Licht, und dieses Licht verbreitet seinen hellen Schein über die Welt der Endlichkeit und Vergänglichkeit. Ein Aristoteles, Pythagoras, Plato oder Plotin ist ebenso zeit- und raumlos wie Spinoza, Leibniz, Kant, Shakespeare, Goethe, Michelangelo, Leonardo da Vinci, Tizian, Rembrandt, Rubens oder Beethoven, Mozart, Bach oder Galilei, Edison, Marconi, Paracelsus oder Hahnemann und andere Titanen, die auf der Erde weilten. Sie blickten in die Schöpfung hinein und haben uns Menschen das heruntergebracht und geoffenbart, was sie auf den höheren Ebenen erlebten. »Es gibt kein höheres Glück, als sich der Gottheit zu nähern und sie den Menschen herunterzubringen«, schrieb Beethoven in einem Brief an das Ehepaar Weigeler. Wie groß war seine geistige Liebe, daß er es als *höchstes* Glück empfand, das Glück den Menschen herunterzubringen!

Viele dieser Genies kannten die körperliche Liebe und sie lebten sie auch aus. Es ist aber nicht notwendig und möglich, hier aufzuzählen, wie viele titanische Menschen die irdische Liebe in himmlische Liebe umgewandelt haben. Ich erinnere zum Beispiel an Plato – nach ihm nennen wir die ideale Liebe »platonisch« – und an Dante, der in seiner Divina Commedia in Beatrice ein Bild reiner, himmlischer Liebe geschaffen hat. Auch daß sie tiefreligiös waren – ohne Bigotterie – und sich nach GOTT sehnten, ersehen wir bei vielen. Und wir kennen viele Beispiele, daß diese Titanen auf lange Zeit ohne jede sexuelle Kraftoffenbarung leben und ohne Verdrängungen harmonisch und gesund bleiben konnten. Man hat Beethoven einmal gefragt, warum er nicht heirate: »Wie könnte ich meine Musik schreiben, wenn ich meine Kräfte im Eheleben ausgeben würde«, war seine Antwort.

Der Mensch kann eben nicht zwei Herren dienen. Er muß sich entscheiden, ob er die schöpferischen Kräfte in die höheren oder niedrigeren Zentren lenken will. Wahrhaft große Menschen haben nie ein ausschweifendes Leben geführt. Die Verkörperungen des Schürzenjägers hingegen wurden und werden nie große Menschen. Diese Wahrheit finden wir sehr anschaulich in der biblischen Geschichte von Samson symbolisiert: Samson war im Besitz einer unvergleichlich großen und unbesiegbaren magischen Kraft, die wie eine dichte Haarmähne aus seinen höheren Gehirnzentren, also aus seinem Schädel ausstrahlte. Diese Kraft, die ihm auch seine legendäre körperliche Macht verlieh, verschwand, abgeschnittenen Haaren gleich, als er seine magisch-schöpferischen Kräfte im sexuellen Verkehr mit Delila in die niedrigsten Zentren lenkte und vertat. Dadurch wurde er auch »verblendet«, verlor seine geistige Sehkraft und seine geistige Freiheit: er kam ins »Gefängnis«, wurde in sich selbst eingeschlossen und isoliert. Weil er im »Gefängnis« dann *zu sich selbst zurückfand* und seine Kräfte für sich behielt, konnte er sie wieder in schöpferisch-magische umwandeln. Die höheren Zentren wurden von neuem aktiviert und strahlten die magischen Kräfte wieder aus. Seine kraftgebenden »Haare« wuchsen also wieder, wurden lang, er wurde erneut zu übermenschlichen Leistungen fähig und vermochte den Königspalast – die Identifikation des Bewußtseins mit dem Materiellen – zu zerstören. So wurde er von seinen Leiden befreit.

So hebt sich das Bewußtsein des Menschen allmählich auf die sechste Stufe der Jakobsleiter. Auf dieser Stufe stehen die Propheten, die Heiligen, die großen Lehrer im Westen und die großen Meister und Rischis im Orient. Sie haben die schöpferische Kraft auf jeder Ebene kennengelernt, und sie haben die vollkommene Herrschaft über sie erreicht. Sie wissen, daß es für jene, welche die Lebensenergie als schöpferische Kraft gebrauchen und infolgedessen die Freuden und das Glück des Geistes kennen und erleben können, einen unbedingt traurigen Verlust bedeuten würde, diese göttliche Kraft im Körper auszugeben. Von ihnen ist der sexuell-körperliche Wunsch wie eine reife Hülle von einer Frucht herabgefallen. Sie haben ebensolche gesunde und starke sexuelle Organe wie alle anderen, da es der Geist ist, der den Körper aufbaut, und die Kraft des Geistes sich in einem vollkommenen Körper offenbart. Aber da der Körper dem Geist gehorcht, arbeiten die Geschlechtsorgane für den eigenen Körper, versorgen ihn mit den notwendigen Hormonen, um ihn gesund und kräftig zu erhalten und immer erneut Lebenskraft in ihn hineinzulenken. Die sexuelle Potenz ist in ihrem Körper in einem Ruhezustand. Die Kräfte, die diese Organe zur Zeugung neuer Generationen reizen würden, sind in höhere Nerven- und Gehirnzentren gelenkt und werden als geistige Kräfte göttlich-schöpferisch ausgelebt. Diese Menschen geben die menschlich-schöpferische Aktivität auf, sie schreiben weder literarische Werke, noch komponieren sie für die Öffentlichkeit Musik, sie streben nicht nach Ruhm oder weltlichem Erfolg, sondern sie strahlen ihre schöpferische Energie nur als göttlich-geistige Intelligenz, als universale, göttliche Liebe aus. Dies ist die höchste, unwiderstehlichste, alles durch-

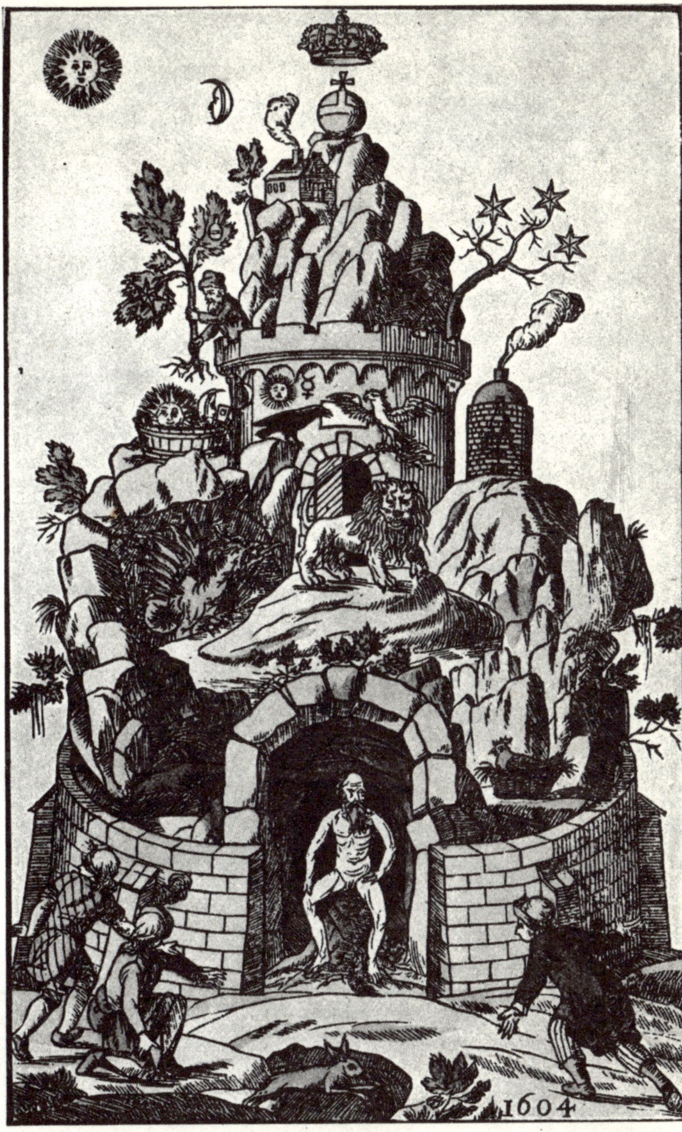

weise Mensch stellt den Stein der Weisen so her, daß er seinen Lebensbaum in
n mit Lebenswasser gefüllten Waschtrog pflanzt, unter dem der Drache — die
ıelle Kraft — mit seinem Feuer ohne Unterbruch heizt, um den Lebensbaum des
sen zum Blühen zu bringen. (Rosenkreuzer-Darstellung.)

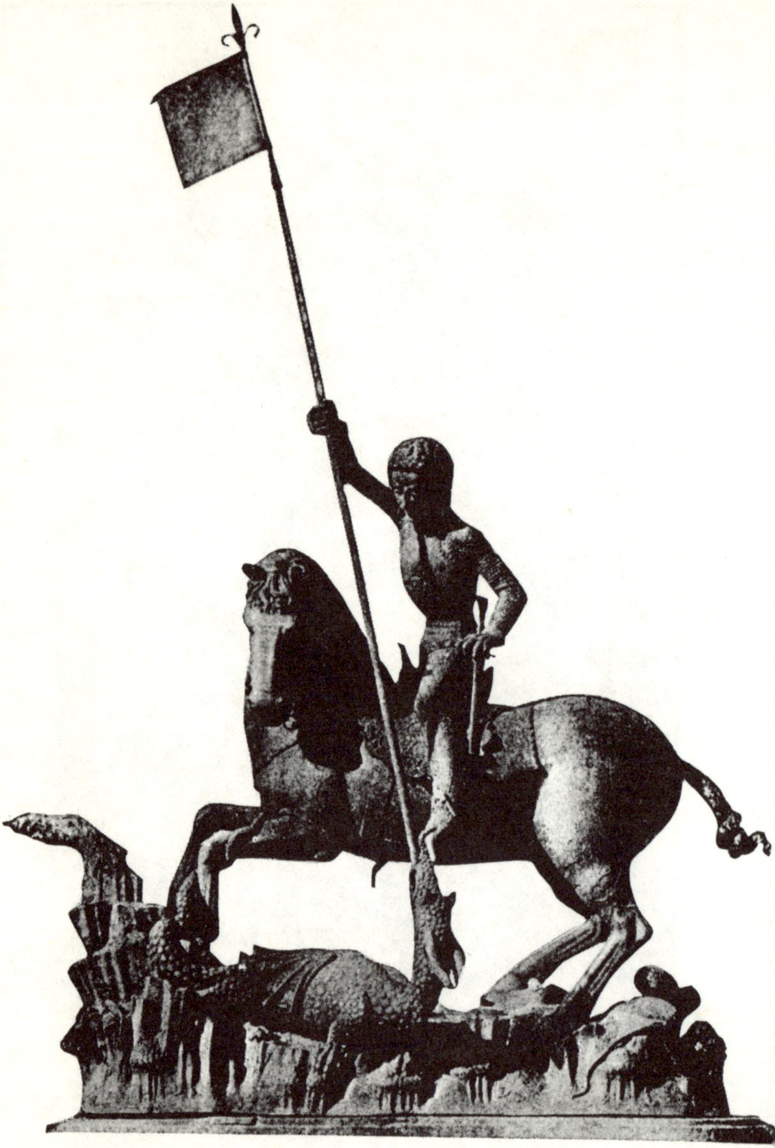

Der heilige Georg hat das Allbewußtsein erlangt und besiegt den Drachen — sexuelle Kraft —, er tötet ihn aber nicht, denn er braucht das Feuer, die Kraft Drachens, um zu Gott zu gelangen. (Bruder Kolozsvari, Hradschin Prag.)

dringende Kraft – die Kraft GOTTES. Die einzige Tätigkeit der Propheten auf der Erde besteht darin, den Menschen, die noch in der Finsternis oder Halbdämmerung leben und leiden und die schon mit allen Kräften kämpfen, um aus ihren Leiden herauszukommen, den Weg zur Erlösung und Auferstehung zu zeigen. Diese Menschen sind die Diener GOTTES. Sie kommen meistens schon mit einer Berufung auf die Erde. Aber es waren und werden auch viele sein, die erst hier diese Stufe erreicht haben und erreichen werden. Es gab und gibt viele solche große Menschen unter uns, in vergangenen Zeiten und in der Gegenwart. Bei uns im Westen nennt man sie Heilige, Mystiker, Propheten, im Osten große Meister, Rischis. Es ist schwierig sie zu finden, denn sie sind äußerlich genau solche Menschen wie alle anderen, und sie werden nur von jenen erkannt und verstanden, die *nur eine Stufe* niedriger stehen als sie. Die übrigen beten sie vielleicht an, weil sie ihre Größe fühlen, aber verstehen können sie sie nicht. Manche hassen sie sogar, weil sie ihre Größe und Unnahbarkeit allen Versuchungen gegenüber fühlen und sich dadurch neben ihnen minderwertig und vernichtet vorkommen. Und dennoch findet diese Menschen, wer GOTT aus vollem Herzen sucht, denn: »an den Früchten erkennen wir den Baum . . .«

Auf der siebten Stufe hat der Mensch sein Bewußtsein so weit entwickelt, daß er alle diese Energieformen der schöpferisch-göttlichen Kraft *von den höchsten Frequenzen aus* beherrschen und in jeder Form gebrauchen kann, ohne daß er mit seinem Bewußtsein auf die niedrigeren Ebenen herabsteigen würde. Er erlebt das Leben in sich bewußt, das heißt, er ist in seinem Bewußtsein das Leben selbst. In einer vollkommenen

Selbsterkenntnis, in einem göttlichen Selbstbewußtseinszustand, in einem absoluten Daseinszustand, *in dem nicht der mindeste Teil seines Wesens unbewußt geblieben ist,* ist er mit GOTT bewußt identisch, bewußt eins geworden. Er versteht und kann selbst sagen, was Moses sagte, weil auch er mit GOTT von Angesicht zu Angesicht sprach, daß der Name GOTTES ist: »ICH BIN, DER ICH BIN.«

GOTT ist das ewige *Sein*. Und wenn ich in Wirklichkeit *bin* – die Form des *Seins* in erster Person gesagt –, so *bin ich* in meinem Bewußtsein das *Sein* selbst, GOTT, geworden.

Dies ist die allerhöchste Stufe des Bewußtseins, in welcher der dualistische *Du*-Zustand dem Schöpfer gegenüber aufhört und das menschliche Selbst mit GOTT in einem monistischen Allbewußtsein eins wird. Die Menschen, die diese Stufe erreichten, nennen wir Gottmenschen.

Darum sagt der Gottmensch, den die Menschen im Westen am *allerbesten kennen,* aber am *allerwenigsten verstehen,* von sich: »ICH und der VATER, wir sind eins.«

Die Gottmenschen leben in einem Zustand des Allbewußtseins, des Gottesbewußtseins, und alle ihre Offenbarungen stammen aus diesem Gottesbewußtsein, aus GOTT *selbst.* Von Zeit zu Zeit kommt ein Gottmensch zu uns irdischen Menschen, um zu zeigen, daß diesen Bewußtseinszustand zu erreichen jedem Menschen *möglich ist.* Er zeigt uns den Weg zu GOTT, zu unserem himmlischen VATER, der in unserem Unbewußten auf uns wartet, zeigt uns den Weg des verlorenen Sohnes, der eines Tages aus dem Zustand, in dem er nur noch der Hüter seiner tierischen Triebe ist, erwacht und sagt: »Ich will mich aufmachen und zu meinem himmlischen Vater gehen...« Und er entschließt sich und macht sich auf den langen Weg des Bewußtwerdens und beginnt die große Wanderung zurück in das Paradies, in das einst verlassene, himmlische Heim des liebenden Vaters, der ihm – uns – mit offenen Armen entgegenkommt, ihn – uns – in seine Arme nimmt, an seine väterliche Brust drückt und mit ihm – mit uns – in dem glückseligen Zustand des Gottesbewußtseins *eins* wird.

DER HEILIGE GEORG

Wer Yoga übt, um auf der großen Jakobsleiter des Bewußtwerdens schneller hinaufklettern zu können, muß die sexuelle Kraft, die einzig und allein ihm von der tiefsten Stufe aus bis zur allerhöchsten hinaufzuhelfen vermag, in sich gründlich kennenlernen, in sich vollkommen bewußt machen und sie unter das Joch seines Geistes zwingen, das heißt die sexuelle Kraft in geistig-schöpferische Energie umwandeln.

Wie schon dargelegt wurde, ist die sexuelle Kraft, diese weltbewegende Energie, das schöpferische Prinzip – Logos –, und, ob wir seiner schon bewußt sind oder nicht, diese Kraft ist das wahre Wesen des Menschen, sein eigenes Selbst, sein eigener Schöpfer selbst, in erster Person ausgedrückt: *»Ich bin es!«* Darum kann man die sexuelle Kraft nicht vernichten, denn das würde bedeuten, daß der Mensch sich selbst vernichtet, man kann die sexuelle Kraft nur umwandeln, nur *sein!* Und wenn ein Mensch mit Hilfe dieser Kraft vollkommenes Selbstbewußtsein erlangt hat und damit Herr über sich selbst geworden ist, so ist er gleichzeitig auch Herr über die sexuelle – die magischste aller magischen Kräfte – geworden, da *er diese Kraft selbst ist.* Der vollkommen bewußt gewordene Mensch nennt die sexuelle Kraft Ich. Ein solcher Mensch kann mit der sexuellen Kraft, die er in göttlich-schöpferische Kraft umgewandelt hat, Wunder bewirken und um sich herum neue Welten schaffen. Er ist Herr über die ganze Natur mit allen ihren Kräften und mit allen ihren Kreaturen, er ist ein weißer Magier, ein Gottmensch geworden.

Die wohlbekannte Darstellung des heiligen Georg zeigt diese Wahrheit sehr anschaulich: Der große Heilige, der Allbewußte, besiegt den Drachen – die sexuelle Kraft –, *er tötet aber den Drachen nicht,* er hält ihn nur mit seinem Speer gefesselt. Denn *er braucht ihn, er braucht das Feuer, die Kraft des Drachens unbedingt,* um zu Gott zu gelangen, um Gott zu *sein.* Er darf seine eigene Triebkraft nicht töten, er zwingt sie nur unter sein Joch. Denn wenn er den Drachen töten würde, würde er sich selbst töten, und dann könnte er seine höheren Nerven- und Gehirnzentren nicht mehr mit dem Feuer des Drachens zum Glühen bringen und die sexuelle Kraft als göttlich-schöpferische Kraft ausstrahlen. Wenn wir unser Ziel – Gott – erreichen wollen, haben wir die sexuelle Kraft bitter nötig, um sie, in unser Joch gezwungen und in schöpferische Kraft umgewandelt, *als Triebkraft zur Vergeistigung, zur Erlösung und Auferstehung zu gebrauchen!*

Menschen, die den Yoga-Weg betreten haben, haben meistens schon etliche Stufen hinter sich und tragen, wenn auch unbewußt, aus vorhergehenden Leben die Erfahrung in sich, daß die sexuellen Kräfte nicht mißbraucht werden dürfen. Sie wollen sich von dem Blendwerk der Natur nicht mehr einfangen lassen, sondern sich von ihm befreien. Aber auch sie mußten einmal ihre Erfahrungen mit der sexuellen Kraft machen, da diese ebenso die schöpferische Kraftoffenbarung GOTTES ist, nur auf der untersten Ebene, der Ebene der Materie, geoffenbart als in Materie verdichtete, also materialisierte geistige Kraft. Wenn ein Mensch diese Kraft nach den Gesetzen der Natur gesund auslebt, ist es keine Sünde. Sünde – wenn dieser Begriff überhaupt zu Recht existiert – wird es erst dann, wenn die Sexualität dazu mißbraucht wird, die höheren, geistigen Energien herunterzuziehen, indem sie ohne innere Zusammengehörigkeit als Selbstzweck übermäßig und unnatürlich durch die mit Perversitäten und künstlichen Mitteln aufgepeitschten Drüsen ausgegeben werden. Dadurch verliert der Mensch seine Willens- und suggestive Kraft und schwächt seine Geschlechtsorgane sehr. Alles, was über die normalen Wünsche der Natur hinaus als Genußsucht, als Selbstzweck, mit anormal überreizten Organen gemacht wird, setzt im allgemeinen die Lebensenergie, die geistigen Fähigkeiten und den Charakter des Menschen herab. Die Sexualität dagegen gesund und normal auszuleben, dazu hat er ein Recht. Wir kennen aus der Geschichte der Menschheit bis zum heutigen Tag viele hochentwickelte Menschen, die über hohe geistige Kräfte verfügten und dennoch die Liebe in ihrer körperlichen Manifestation kräftig und leidenschaftlich auslebten, ohne ihre geistigen Kräfte herunterzuziehen und einzubüßen. Sie haben eben ihre schöpferischen Energien nach den göttlichen Naturgesetzen richtig und normal gebraucht. Sie haben körperliche Liebe und Hingabe aus einer gesunden Verliebtheit erlebt, sie haben also die *körperlichen* Kräfte *körperlich* ausgegeben. Sie haben geistige, göttlich-schöpferische Energie nicht in körperliche Kräfte umgewandelt und in der entgegengesetzten Richtung gebraucht, sie nicht zu Perversitäten, zu leerer, rein sinnlicher Geilheit heruntergezogen. Sie waren niemals willenlose, der Sexualität ausgelieferte Lüstlinge, sondern blieben Herr über sich selbst und über die sexuelle Kraft. Trotzdem ist sicher, daß diese leidenschaftlich liebenden Genies, wenn sie noch so groß waren, keine Propheten, keine weißen Magier, keine Heiligen und keine Gottmenschen werden konnten, solange sie ihr Liebesleben nicht aufgegeben hatten. Sie waren trotz ihrer menschlichen Größe noch immer mit ihrem Geschlecht identisch, sie waren noch Geschlechtswesen. Wenn sie sich auch während der schöpferischen Arbeit auf die Höhe des göttlichen Geistes – der kein Geschlecht hat! – erhoben und während dieser Zeit mit ihrem Genius identisch waren, nach der Arbeit sank ihr Bewußtsein wieder auf eine tiefere, menschliche Ebene, wo sie von neuem zu Geschlechtswesen wurden. Sie waren eben noch nicht ein »*Ganzes*«, sie waren erst auf dem Wege, ein *Ganzes* zu werden.

Ein Heiliger, ein Gottmensch hat alle diese Erfahrungen in früheren Leben gemacht und die Natur kann ihn nicht mehr in ihre Falle locken. Er gibt keine schöpferische Kraft mehr durch die Geschlechtsorgane aus, sondern behält sie für seinen eigenen Körper, ohne sich mit der Materie, mit dem Körper, zu identifizieren. Er ist bewußt und bleibt es in der Quelle der göttlichen Potenz; er selbst ist diese Quelle als sein eigenes »ICH« und fällt aus diesem Bewußtseinszustand nicht mehr auf die geschlechtliche, materielle Ebene herab. So lenkt er in seinen Körper die hochgeistigen, hochfrequentierten Energien, die diesen völlig umwandeln, so daß die Materie des Körpers eines

Heiligen oder Gottmenschen von der eines Durchschnittsmenschen grundverschieden ist. Die geistigen Kräfte töten sämtliche Bakterien und Viren, somit sind die Eingeweihten gegen jede Krankheit immun. Diese Kräfte erhalten den Körper in einem jugendlichen Zustand, weil die Zellen des Körpers durch die Hochfrequenzen und Hochspannung des Geistes fortlaufend regeneriert werden. Die Hormone der sexuellen Drüsen sind nicht nur dazu da, dem menschlichen Körper die Fähigkeit zu geben, Nachkommenschaft zu zeugen, vielmehr spielen sie eine ungeahnt große Rolle im Aufbau und in der Erhaltung jugendlicher Kräfte für den eigenen Körper. Die sexuelle Kraft ist die Lebenskraft selbst, der Schlüssel zwischen Geist und Materie. Sie kann Leben nicht nur einem *neuen* Lebewesen während einer sexuellen Vereinigung geben, sondern auch den *eigenen* Körper ununterbrochen mit neuer Lebensenergie aufladen, wenn man sie für sich behält und das Geheimnis ihrer Umwandlung kennt. Ein Heiliger, ein Eingeweihter verachtet den Körper nicht, sondern schätzt ihn hoch als ein wunderbares Offenbarungswerkzeug, das dem Menschen die einzig geeignete Triebkraft gibt, die große Jakobsleiter hinaufzuklimmen. Aber da der Eingeweihte in seinem eigenen göttlichen Selbst bewußt ist – das ja kein Geschlecht hat –, braucht er weder eine körperlich noch seelisch ergänzende Hälfte. Er ist in jeder Hinsicht in seinem Bewußtsein ein *Ganzes* geworden. So kann er seine Lebensenergie nach seinem Willen für seinen eigenen Körper behalten und gebrauchen, obwohl sein Körper noch immer vollkommen normal und gesund eine Seite des Ganzen, ein Geschlecht, einen Pol offenbart.

Wie schon oft betont wurde, ist die sexuelle Kraft das Bindeglied, der Katalysator zwischen Geist und Materie. Sollte ein Mensch keine sexuelle Kraft offenbaren können, sollten ihm die Offenbarungsorgane fehlen oder diese unentwickelt, überaltert oder vielleicht geschädigt sein, dann kann er zwischen seiner Geistigkeit und seinem Körper – zwischen seiner Geistigkeit und der Natur – keine unmittelbare Verbindung mehr herstellen. Er kann zwar in seinem Bewußtsein auf die höchste geistige Stufe gelangen, aber die magische Kraft des Geistes kann er seinem Körper – oder dem Körper anderer Menschen, nicht übertragen. Hochgeistiges Bewußtsein kann er erlangen – sogar auf dem Sterbebett ist das möglich –, aber magische Fähigkeiten, Siddhis genannt, nicht. Er kann ein Erleuchteter, ein Heiliger werden, aber kein Eingeweihter, kein Magier. Wo kein Heizmaterial, dort ist auch kein Feuer möglich. »In der Lampe muß Öl sein, wenn der Bräutigam kommt...«, sagt die Bibel.

Das soll aber Leser, die glauben, ihre sexuellen Fähigkeiten schon eingebüßt zu haben, nicht entmutigen. Denn der Mensch kann nie wissen, wann er endgültig impotent geworden ist. Wir kennen Fälle, in denen alte Männer, die sich schon seit Jahren als vollkommen impotent betrachtet hatten, plötzlich wieder eine ungeahnte Potenz fühlten. Und das ist nicht so selten, wie man glaubt! Andererseits kann man die Frage stellen: Ist es für jeden so überaus wichtig, seinen Körper regenerieren zu können, hellsichtig zu werden, über der Erde schweben zu können und noch andere magisch-okkulte Fähigkeiten zu erlangen? Ist es nicht genug, wenn man die höchsten Bewußtseinszustände erleben kann, wenn man in seinem Geiste mit Gott von Angesicht zu Angesicht sprechen, mit einem unendlichen Frieden auf der Erde leben und nach Ablauf der Zeit auf der kosmischen Uhr sie verlassen kann? Die Schicksale der Menschen sind verschieden! Und jeder muß selbst wissen, was GOTT von ihm wünscht. Wenn jemand den Weg in sich fühlt, der ihm von GOTT vorgeschrieben ist, so wird er auch alle Möglichkeiten erlangen, diesen Weg zu finden. Nicht nur die Naturgesetze, sondern auch die göttlichen Gesetze sind unerbittlich und unüberschreitbar. Es hängt alles davon ab, was wir erreichen wollen! Denn das, was wir erreichen *wollen* – in unserer tiefsten Überzeugung – zeigt, wozu wir schon reif sind. Diejenigen, die das sexuelle Leben noch nicht aufgeben wollen, und auch die sexuell unfähigen Menschen, müssen damit rechnen, daß sie im Geiste zwar ganz hohe Stufen erreichen können, aber die Umwandlung der sexuellen Kräfte in schöpferische Kräfte – das heißt die Erwartung, daß sie ein Eingeweihter werden können – müssen sie sich für ein künftiges Leben vorbehalten. Einmal werden alle Menschen die allerhöchste, die göttliche Stufe erreichen, und dann werden sie auch nichts anderes mehr wollen, als nur das göttliche *Selbst zu sein,* was eben das *alles* bedeutet. Aber das, was man noch nicht aus Erfahrung kennengelernt und ausgekostet hat, wird einen immer zurückziehen. Das Unerfahrene im Menschen will es so haben. Widerstehen wir also nicht, sondern versuchen wir alles, was wir noch nicht erfahren haben, so rasch als möglich zu erfahren und hinter uns zu lassen, wenn möglich noch bevor die »eigene Quelle«, das »Öl aus der Lampe« versiegt. Und fragen wir uns: Wollen wir Sklaven der Materie – des Körpers – bleiben, oder wollen wir Herr über die materielle Welt, über die Natur, über unseren eigenen Körper werden? Wollen wir das Wissen und die Macht des »*Ganzen*« erlangen und ewigen Frieden in GOTT genießen? Wollen wir weiter Sterbliche bleiben, oder wollen wir auferstehen und »Lebende« werden?!

Die göttlichen Gesetze scheinen uns nur so lange unerbittlich zu sein, bis wir sie nicht an unserer eigenen Person, nicht an unserer eigenen Haut erfahren haben. Wenn ein Mensch den Mut hat, diese Gesetze und Möglichkeiten *an seiner eigenen Person auszuprobieren* und in Gottesglauben auch *danach zu leben,* dann erlebt er die Überraschung, daß diese Gesetze nur in der Vorstellung der unwissenden Menschen »unerbittlich« scheinen. Der blinde Mensch hat Angst, daß er diesen Gesetzen ausgeliefert ist und etwas verliert und verpaßt, was ihm – in seinem beschränkt bewußten Wesen – so furchtbar wichtig erscheint. Er bedenkt und weiß nicht, daß dieser »unerbittliche« GOTT *er selbst ist,* daß in seinem Unbewußten er das SELBST ist, was er »GOTT« nennt, was aber in Wirklichkeit sein eigenes, wahres, noch unbewußtes Wesen ist. Die eigene Erfahrung bringt unbedingt die große Überraschung, daß unser wahres Wesen, das wir, solange wir unbewußt sind, »GOTT« nennen, von uns nie etwas wegnimmt, ohne uns dafür unermeßlich größeres Glück und größere Freude zu geben!

DRANG NACH EINHEIT UND SEINE ENTARTUNGEN

GOTT ist das ewige Sein – das Leben –, und GOTT erfüllt das ganze Weltall. GOTT, das ewige Sein, das Leben – wo noch die zwei Pole ineinander ruhen –, ist eine Einheit, die keine Zweiheit kennt. *Weder* GOTT *noch das Sein, noch das Leben ist teilbar.* Diese absolute, göttliche, einzige und einmalige Einheit offenbart sich in jedem Lebewesen als sein Selbst, das, um sich offenbaren zu können, die materielle Form, die Hülle dieses Lebewesens auf sich selbst und für sich selbst erbaut hat. *Es gibt also nur ein einziges, unteilbares, grenzenloses, unendliches Selbst:* GOTT! Und das innerste Wesen eines jeden Lebewesens ist dieses einzige, unteilbare, göttliche *Selbst.* Apostel Paulus sagt: »Denn da GOTT befahl, daß aus der Finsternis Licht wird, *er selbst ist es, der in unser Herz leuchtet*...« (2. Kor. 4, 6.) »Denn wir sind durch *einen* Geist alle zu einem Leibe getaufet und sind alle *zu einem Geist getränket.*« – »Und so ein Glied leidet, leiden alle Glieder mit. Ihr seid aber der Leib Christi – Logos – und die Glieder, ein jeglicher nach seinem Teil.« (1. Kor. 12, 13. 26. 27.) Mit zeitgemäßen Worten: Das Selbst GOTTES ist der Geist und die ganze Schöpfung, das sichtbare Weltall sein Körper. Wir Menschen sind die Zellen dieses gigantischen Körpers, die das Höchste zu offenbaren fähig sind, wie die Gehirnzellen in unserem Körper das Höchste in unserem mikrokosmischen Wesen offenbaren.

Jedes Lebewesen trägt also in seinem Unbewußten – wo es ein Ganzes ist – die Einheit des Selbst in sich, und diese Einheit offenbart sich in ihm dadurch, daß es den unbewußten Drang hat, mit dem ganzen All, mit allen seinen Lebewesen, wieder in eine Einheit zu verschmelzen und mit ihnen eins zu werden. Das Selbst, das zur Vergeistigung der Materie die Weitergabe des Lebens braucht, nützt diesen Drang nach Einswerdung aus und manifestiert und erfüllt ihn in den Lebewesen durch die zwei großen Triebe der Selbsterhaltung und der Arterhaltung. Die beiden sind also die Offenbarungsformen des Dranges nach Einheit.

In der Offenbarungsform Selbsterhaltungstrieb drängt Logos die Lebewesen, mit anderen Lebewesen eins zu werden, um das Leben *in ein und derselben* materiellen Form – *in ein und demselben Körper* – aufrechtzuerhalten. Und in der Offenbarungsform Arterhaltungstrieb werden die Lebewesen veranlaßt, das Leben in *anderen,* nachfolgenden Lebewesen, also in *anderen* materiellen Formen, in einem *anderen Körper* weiterzugeben und so die Kontinuität des Lebens auf jede Art und Weise aufrechtzuerhalten.

Die Wirkung des Selbsterhaltungstriebs ist die Ursache, daß die größeren Lebewesen die kleineren aus Drang nach Einheit verschlingen. Die Natur nützt diesen Drang aus, um ihre Geschöpfe gleichzeitig zu ernähren. Die Lebewesen haben aber diesen Drang nach Einheit auch ohne Hunger. Wer schon beobachtet hat, wie eine Katze, *nachdem sie schon etliche Mäuse gefangen und gefressen hatte, also auf keinen Fall hungrig sein konnte,* mit einer leidenschaftlichen Gier nach einer neu aufgetauchten Maus rannte und sie fieberhaft verschlang, um sie nach kürzester Zeit zu erbrechen, dem muß unbedingt auffallen, daß hinter dem Hunger, hinter der Freßgier eine größere Kraft, nämlich der Drang nach Einheit wirkt. Die Lebewesen haben den Drang, ohne geschlechtliche Vereinigung unmittelbar mit anderen Lebewesen eins zu werden, mit anderen eine Identität zu erlangen. Und da die Öffnung zu dem Inneren der Mund ist, wollen sie mit den anderen Lebewesen auf dem kürzesten Weg eins werden, folglich in den Mund nehmen, essen und verschlingen. Die Tiere geben diesem Drang nach und fressen einander buchstäblich auf. Wir Menschen tun es auch, nur kochen oder braten wir die anderen Lebewesen zuerst. Der Tiger gibt auch diesem Drang nach, wenn er der Antilope nachrast und sie verschlingt, und alle Tiere, die ineinander hineinbeißen und einander auffressen, tun das aus demselben unbewußten Drang des Einswerdens. Auch wir Menschen kennen diesen Drang, besonders in Fällen, bei denen sexueller Verkehr nicht in Frage kommen kann. Das Kleinkind nimmt alles, ohne Hunger zu haben, in den Mund, und wir Erwachsenen sagen »Ich liebe dich so, daß ich dich am liebsten auffressen möchte«, wenn wir jemanden sehr lieb haben. Und wenn man liebt, hat man den – nicht realisierbaren – Drang, den anderen an das Herz zu drücken, ihn zu beißen, ihn in sich hineinzudrängen. Unbewußter Drang nach Einheit!

Durch die Wirkung des Arterhaltungstriebs offenbaren die

Lebewesen den Drang nach Einheit, indem sie die Einheit GOTTES, in der beide Pole ineinander ruhen, mit Hilfe der Geschlechtsorgane nachahmen.

Es kommen auch Fälle in der Natur vor, bei denen der Drang nach Einheit sich durch beide Triebe offenbart, wie zum Beispiel bei der weiblichen Spinne und der Gebetsheuschrecke, die nach einer geschlechtlichen Vereinigung ihre Ehemänner ohne weiteres auffressen.

Wie weise ist es eingerichtet, daß der Drang, die Einheit GOTTES zu verwirklichen, durch beide Triebe die Lebewesen zwingt, einerseits das Leben zu erhalten – den Körper zu ernähren, zu essen –, andererseits neuen Lebewesen das Leben weiterzugeben, neue Lebewesen zu zeugen!

Da im göttlich-geistigen Urzustand die zwei Pole der Schöpfung, der positive und negative, der gebende und nehmende, die Kraft und der Widerstand, in vollkommenem Gleichgewicht ineinander ruhen, gibt es auf der geistigen Ebene kein getrenntes männliches und weibliches Geschlecht, nur die ergänzende Einheit der beiden. Der Geist ist ein Ganzes! Christus sagt in der Bibel: »Die Kinder dieser Welt freien und lassen sich freien; welche aber würdig sein werden, jene Welt zu erlangen und die Auferstehung von den Toten, die werden weder freien noch sich freien lassen. Denn sie können hinfort nicht sterben; denn sie sind Engeln gleich und GOTTES Kinder, dieweil sie Kinder sind der Auferstehung.« (Luk. 20, 34. 35. 36.)

In der Erschaffung der materiellen Welt wird der negative Pol aus der Einheit geschleudert; so fallen sie in die Zweiheit und stehen einander gegenüber als Gott und Luzifer, als Kraft und Widerstand, als Mann und Weib. Die Einheit zwischen den beiden hört aber nie auf, sie offenbart sich auch dann, wenn sie voneinander getrennt sind, als eine Spannung, die beide Pole zu- und ineinander zieht. Auf der geistig-göttlichen Ebene schmelzen und ruhen die Pole ineinander, und die körperlich-geschlechtliche Vereinigung ist das sich widerspiegelnde, nachahmende Bild dieser göttlichen Einheit. Die Erfüllung ist im materiellen Körper aber unmöglich, denn die Materie isoliert, trennt und hält die Pole voneinander fern, trotz des wiederholten, verzweifelten Drangs und Versuchs nach einer Erfüllung der wahren Einheit. Die Geschlechter versuchen sich zu vereinigen, dann aber fallen sie wieder auseinander, und das wiederholt sich bis in die Unendlichkeit hinein wieder und wieder. Eine wahre Einheit ist also auf der materiellen Ebene unmöglich. Der Mensch kann aber von allen Lebewesen einzig und allein die Vereinigung der Pole *in sich selbst als einen rein geistigen Bewußtseinszustand erleben,* obwohl sein Körper nach den heutigen Gesetzen der Natur nur ein Geschlecht offenbart, wenn er gesund ist. Denn im Geist haben sich die zwei Pole nie getrennt, sie ruhen ineinander, und der Mensch kann diese Einheit als *Bewußtseinszustand* in sich tragen, *wenn er im Geiste bewußt wird.*

Die Trennung der Geschlechter existiert also nur auf der materiellen Ebene, in der materiellen, isolierenden, Widerstand leistenden Welt, im Körper. Der Körper offenbart nur eine Hälfte der Ganzheit GOTTES und versucht die Einheit nicht nach innen, wie im Geiste, sondern nach außen, mit einem außenstehenden, zu einem anderen Wesen gehörenden Körper wieder herzustellen. So entsteht der schöpferische, lebenspendende Zeugungsakt.

Die ältesten Spielkarten der Welt, von denen alle anderen Spielkarten abstammen – sie waren ursprünglich keine »Spiel«-Karten, sondern ein Teil der heiligen Schriften der Juden, der Kabbala, und stellen das Alphabet und die verschiedenen Bewußtseinsstufen des Menschen dar –, diese uralten Tarotkarten, geben in ihrer fünfzehnten Karte eine geistreiche und ausdrucksvolle Darstellung dieser Wahrheit. Satan, das Spiegelbild GOTTES – Christus nennt ihn: »der Herr [das Gesetz] dieser materiellen Welt« (Joh. 14, 30) –, der das durch den Geist lebendig gewordene Gesetz der Materie ist, trennt die zwei Geschlechter voneinander (auf seinem rechten Arm steht die Aufschrift »Solve«), um sie dann mit dem linken Arm (auf dem »Coagula« steht) wieder zu vereinigen; nicht aber in ihrem Urzustand im Geiste *nach innen,* sondern im Körper *nach außen.* Er kettet die zwei Geschlechter, das männliche und das weibliche, die ja mit dem inneren Gesetz der Einheit GOTTES zueinander gehören, nach außen aneinander. Damit treibt er die Geschlechter wie Sklaven in die Unendlichkeit äußerlich zueinander, ohne daß sie sich dabei in der ursprünglichen göttlichen Einheit erreichen können. Denn die materielle Außenwelt ist die Welt der Isolation, der Trennung, ist die Welt des Guten und Bösen, des Gebenden und Nehmenden. Die Einheit herzustellen ist in der Außenwelt unmöglich. Wir müssen mit unserem Bewußtsein aus der Endlichkeit, wohin unser Körper gehört, in die Ewigkeit, wohin unser Selbst gehört, hinübertreten und das, was in der Außenwelt unmöglich ist, *in der Innenwelt, im Geist, als einen Bewußtseinszustand suchen, erreichen und erleben.* Denn nur in unserem Inneren, in unserem Selbst, das GOTT ist, können wir geistig die Einheit der harmonisch ineinander ruhenden Ergänzungshälften finden. Der Mensch kann die beiden Pole *in seinem Bewußtsein* vereinigen.

In dem höchsten, geistigen Bewußtseinszustand erleben wir den Drang nach der inneren, göttlichen Einheit und nach deren Erfüllung als ein sehr merkwürdiges Gefühl. Dieses Gefühl ist für Durchschnittsmenschen darum nicht merkwürdig, weil sie es alle kennen und in sich haben oder weil sie wenigstens den Wunsch, es von anderen zu bekommen, in sich tragen. Sie haben sich so daran gewöhnt, daß sie es selbstverständlich finden und gar nicht darüber nachdenken, daß dieses Gefühl gar nicht selbstverständlich, sondern äußerst merkwürdig ist. Und die es in sich noch nicht bewußt gemacht haben, sind aus diesem Grund unfähig, zu verstehen, was und wie es ist! Es hat mit dem Körper nicht das geringste zu tun. Wir nennen dieses Gefühl *die Liebe*. Um Mißverständnissen vorzubeugen, nennen wir es *die universelle Liebe*.

Selbstverständlich versteht unter diesem Wort jeder Mensch *je nach seiner Bewußtseinsstufe* etwas anderes. Dessen ungeachtet, wenn wir analysieren wollen, was Liebe ist, könnten wir uns ungefähr so ausdrücken: Wir fühlen in unserem Herzen eine angenehme, beglückende Wärme. Sie ist mit keinem Thermometer meßbar und doch empfinden wir sie als »Wärme«. Wir strahlen diese Wärme auch aus, ohne es zu wollen. Diese Strahlen sind unsichtbar, unmeßbar und unbeweisbar, doch fühlen wir diese Ausstrahlung der Liebe aus uns, wie auch aus anderen Lebewesen so deutlich, daß sie kein Mensch leugnen kann. Sie strahlt von selbst und unter der Wirkung dieses Gefühls haben wir den Wunsch, unser Wesen mit dem ganzen All oder mit etwas, was wir »lieben«, zu vereinigen. Man kennt diesen

Ausdruck: »Ich bin so glücklich, daß ich die ganze Welt umarmen möchte!« Also: Drang nach Einheit *ohne körperliche Reaktion*. Dieses Gefühl hat mit sexuellen Wünschen nichts zu tun, hat mit dem Körper überhaupt nichts zu tun, denn gegenüber der ganzen großen Welt haben wir doch keine sinnlich-sexuellen Wünsche, und es ist dennoch da; es ist ein rein geistiges Gefühl, ein rein geistiger Zustand. Man möchte in das All hineinschmelzen, in ihm aufgehen, mit ihm eins werden, wie der Regentropfen mit dem Ozean eins wird, wenn er hineinfällt. Zu dieser rein geistigen Liebe ist *nur der hochstehende Mensch fähig*, der seine höheren Nerven- und Gehirnzentren schon aktiviert hat, folglich rein geistige Hochfrequenzen zu ertragen fähig ist. Der Niedrigstehendere mit seinem unentwickelten Bewußtsein projiziert die göttliche Liebe in den Körper und macht daraus eine sexuelle Attraktion. Er kann geistige Frequenzen noch nicht ertragen, deshalb auch mit seinem Verstand nicht begreifen. Die geistige Stufe zeigt also nicht das, was ein Mensch *weiß* – denn man kann einen glänzenden Verstand auch ohne hohe geistige Stufe haben; sie hängt auch nicht davon ab, ob ein Mensch wohltätig ist, denn wohltätig kann man auch mit dem Verstand sein, indem man einen Menschen, der voller Liebe ist, äußerlich nachahmt. Die geistige Stufe zeigt sich im *Reichtum an Liebe, die ein Mensch in sich hat!*

Darum sagt auch Paulus: »Wenn ich mit Menschen- und Engelzungen redete, und hätte der Liebe nicht, so wäre ich ein tönend Erz oder eine klingende Schelle. Und wenn ich weissagen könnte und wüßte alle Geheimnisse und alle Erkenntnis und hätte allen Glauben, also daß ich Berge versetzte, und hätte der Liebe nicht, so wäre ich nichts. Und wenn ich alle meine Habe den Armen gäbe und ließe meinen Leib brennen, und hätte der Liebe nicht, so wäre mir's nichts nütze.« (1. Kor. 13, 1. 2. 3.)

Bei Menschen auf der tiefsten, noch unbewußten Stufe offenbart sich der Drang nach Einheit des Selbst auch – aber da ihr Bewußtsein noch mit dem Körper identisch ist – in dem großen Irrtum, in der Entartung, daß sie die geistige Einheit, den Drang, sich mit der ganzen Welt zu vereinigen, im Körper erleben und offenbaren wollen. Sie wollen ihren Körper einem jeden hingeben, mit jedem, mit dem es eine Möglichkeit gibt, im Körper eins werden, und sie tun es auch ohne Wahl. Eine sehr traurige Folge davon ist, daß diese Menschen – die im Grunde genommen ebenso die Liebe suchen, wenn auch auf ganz falsche Weise – sich wegwerfen, ihre menschliche Würde aufgeben, verlieren und sich prostituieren. Die Gesetze des Geistes sind den Gesetzen der Materie, des Körpers, entgegengesetzt. Wenn also die Gesetze des Geistes auf der geistigen Ebene göttlich sind, so sind sie auf der Ebene der Materie, durch den Körper geoffenbart, satanisch und ebenso ist es umgekehrt: Die Gesetze der Materie, durch den Geist geoffenbart, sind auch satanisch. Paulus sagt: »Denn das Fleisch gelüstet wider den Geist, und den Geist wider das Fleisch; dieselben sind widereinander, daß ihr nicht tut, was ihr wollt.« (Gal. 5, 17.)

Es ist verständlich, daß die Prostituierten auf der ganzen Erde von den im Bewußtsein *etwas* höherstehenden Menschen verachtet werden. Als Prostituierte werden hier nicht nur die offiziellen Prostituierten bezeichnet, da darunter auch sehr oft Menschen sind, die nur durch unbeschreibliches Elend so tief gesunken sind. Hier werden als Prostituierte bezeichnet, die ohne Zwang des Elends sich mehr oder weniger wahllos einem jeden hinwerfen. Wer mit Prostituierten – mit Frauen oder Männern – schon einmal von Mensch zu Mensch gesprochen hat und ihr trauriges Gefühl der Verwahrlosung, Wertlosigkeit und des hoffnungslosen Zugrundegehens, ihre tiefe Verzweiflung und Selbstverachtung sieht und frägt, warum sie so ein Leben fortsetzen, erhält beinahe immer die verzweifelte Antwort: »Ich suche doch ein bißchen Liebe!« – Diese Armen wissen nicht, daß sie gerade mit dem, was sie tun, eben die Liebe, die sie suchen, ihren eigenen Christus, mit »Kuß« verraten, ausgeben, mit Füßen treten, also töten, da sie es nicht aus einer inneren zwei Menschen verbindenden Zusammengehörigkeit tun. Besonders traurig ist das bei Frauen, welche die Wegweiser des Mannes auf dem langen Weg zu GOTT, zum göttlichen Bewußtsein sein sollten. GOTT sagt zu der Schlange: »Und ich will Feindschaft setzen zwischen dir und dem Weibe und zwischen deinem Samen und ihrem Samen. Derselbe soll dir den Kopf zertreten.«

Ein Mensch von einer sehr niedrigen Entwicklungsstufe, der ohne innere Zuneigung, ohne Wahl, ohne daß er gegenüber seiner Partnerin – oder seinem Partner – eine seelische Liebe fühlen würde, eine körperliche Einheit nur als eine sexuelle Entladung erlebt, fällt früher oder später in fürchterliche Angst und Leere. Die unbewußten Menschen wissen nicht, was für eine tiefgehende Verbindung eine geschlechtliche Vereinigung zwischen Mann und Weib schafft. Mann und Weib nehmen von dem unsichtbaren Wesen des anderen einen Teil in sich auf. Denken wir nur daran, wie ein Mensch mit seiner Gegenwart schon einen leblosen Raum, ein Zimmer, ein Zugabteil oder die Bühne eines Theaters bestrahlen und aufladen kann, so daß man seine Gegenwart auch dann, wenn er den Raum längst verlassen hat, noch immer fühlt. Er hat seine Ausstrahlung hinterlassen und damit die Wände, die Möbelstücke, vielleicht einen Lehnstuhl, in dem er saß, aufgeladen, so daß zum Beispiel ein Hund, aber auch feinfühlige Menschen, seine Ausstrahlung erkennen und fühlen, nachdem er das Zimmer schon längst verlassen hat. Wieviel stärker ist die gegenseitige Einwirkung von Menschen, die miteinander einen geschlechtlichen Akt erleben! Wie oft können wir beobachten, wie Menschen dadurch, daß sie eine geschlechtliche Verbindung mit einem nicht zu ihnen passenden Liebespartner fortsetzen, ihre eigene Natur, ihren Charakter, oft in schlechter, aber auch in guter Richtung allmählich verändern, verwandeln und sich Eigenschaften des Partners aneignen. Zwischen zwei Menschen, die miteinander ein Liebesleben führen, und auch schon dann, wenn sie einander nur einmal sexuell begegnet sind, wirken gegenseitig enorme unsichtbare Kräfte, denn die sexuelle Kraft ist eben schöpferisch, sie ist der Mensch selbst! – Und wenn ein Mensch noch so fest überzeugt ist, daß auf ihn die Kräfte und die Ausstrahlung eines – wie man oft hört – »uninteressanten« oder »unbedeutenden« Wesens keine Wirkung haben, so trägt er davon doch eine ungeahnt tiefe Prägung in sich. Die Menschen wollen aber all das, was in ihrem Unbewußten sich abspielt, nie anerkennen.

In Dante Alighieris Meisterwerk, in der »Divina Commedia«, ist diese Wahrheit treffend dargestellt: in einer Abteilung der Hölle erblickt Dante viele zusammengewachsene Seelen – immer einen Mann und eine Frau –, die hoffnungslos herumfliegen und sich trotz äußerster Anstrengung nicht voneinander befreien können, worunter sie unsagbar leiden. Zur Zeit ihres Erdendaseins waren sie nur durch körperliche Liebesbeziehungen verbunden, nicht aber durch wahre Liebe und tiefere Zusammengehörigkeit. Tierischer Selbstzweck und rohe Sinnlichkeit waren der Anlaß ihrer Begegnung. Deshalb bindet sie nun ihre eigene verunreinigte seelische Aura, und auch die fortgesetzte unauslöschbare Erinnerung an ihre Tat, unzertrennlich für die Unendlichkeit zusammen.

Die Verschmutzung des unsichtbaren Wesens des Menschen erfolgt aber nicht nur dadurch, daß der Mensch mit niedrigen, unreinen Wesen sexuellen Verkehr erlebt. Sie wird auch dann eintreten, wenn nicht unbedingt schlechte, charakterlose oder unreine Menschen, sondern einfach Unwissende mit *vielen* Liebespartnern nacheinander ohne Wahl kreuz und quer, heute mit dem, morgen mit einem anderen, sexuellen Verkehr haben. – Man kann auf eine Palette die schönsten, reinsten Farben bringen, trotzdem bekommt man einen trostlosen Schmutz, wenn man sie *alle* miteinander mischt. Die einst schönen Farben haben ihren Charakter total verloren, und es ist nicht mehr möglich, sie zu erkennen. – Wir können also verstehen, warum die Prostituierten alle diese typisch trostlose, unreine Ausstrahlung haben, warum sie ihren individuellen menschlichen Charakter vollkommen verloren, so daß sie von weitem schon als Prostituierte erkannt werden.

Noch trauriger ist es, wenn auch von anständigen, guten Familien stammende junge Mädchen aus lauter Unwissenheit und Langeweile sich damit beschmutzen, daß sie sich ohne Wahl mit dem ersten besten, den sie soeben kennengelernt haben, in sexuellen Verkehr einlassen und anderntags oder nach einer Woche schon mit einem anderen, dann mit einem dritten oder einem vierten dasselbe tun.

Wieviel Geduld, wieviel Mühe und Liebe und wieviel Zeit braucht es, bis die schlechten Eindrücke, die gesammelten seelischen Unreinheiten und das erschreckende Minderwertigkeitsgefühl aus so einer gebrochenen jungen Seele entfernt und eine neue Selbstachtung wieder aufgebaut ist! Und wer nicht Gelegenheit gehabt hat, diese Umstände persönlich zu beobachten, würde gar nicht glauben, daß die Partner und Partnerinnen durch welche diese Verzweifelten sich auf Grund gemeinsamer sexueller Erlebnisse beschmutzt und verwahrlost fühlten, die gleichen schlechten, herunterziehenden Eindrücke mit nach Hause getragen haben. *Nicht die Personen beschmutzen also einander, da niemand von ihnen ein unreines Wesen war, sondern der miteinander wahllos und ohne Liebe erlebte sexuelle Verkehr als solcher.*

Das heutige zivilisierte Leben ist so entartet, daß die Menschen einzeln und persönlich keine Gelegenheit mehr haben, etwas Heldisches zu leisten, wodurch sie das Gefühl des Wertvollseins, des Großartigseins erleben könnten. Die Jugendlichen setzen sich in ein Lichtspielhaus und schauen begeistert zu, wie der bewundernswerte Cowboy oder Detektiv alle anderen mit seinen übermenschlichen Fähigkeiten überragt und besiegt, haben aber im allgemeinen keine Gelegenheit und Möglichkeit, Heldentaten persönlich zu vollbringen und ihre eigenen hervorragenden Fähigkeiten zu zeigen. Was bleibt ihnen? – Manchen der Sport. Der großen Masse der Jugendlichen bleibt aber nichts anderes, als sich durch sexuelle Eroberungen zu behaupten und dadurch höhere Spannungen zu erleben. Aus

Langeweile, aus dem trostlosen Gefühl der Leere und des Nichts-leisten-Könnens werden sie in sexuelle Erlebnisse und andere Süchte hineingetrieben. So wirken sie dann auch gegenseitig aufeinander verunreinigend und herunterziehend. Die meisten wollen die tiefgehende gegenseitige Wirkung darum nicht anerkennen, weil sie alles das, was sich nicht in ihrem Bewußtsein, sondern in ihrem Unbewußten abspielt, nicht erkennen können. Weil ihr Bewußtsein etwas nicht bemerkt und nicht miterlebt, wollen sie nicht glauben, daß es sie trotzdem angeht, daß mit ihnen trotz ihres Nichtwissens etwas geschehen ist. Und gerade weil es im Unbewußten geschehen ist, wirkt es tausendfach stärker, als wenn sie es mit dem Bewußtsein hätten verarbeiten können. Im Unbewußten bleiben die Dinge unverdaut und wirken deshalb oft in den Menschen wie Gift. Die Menschen fühlen trotzdem, wenn auch unbewußt, die giftige Wirkung eines Geschlechtsverkehrs mit einem unwürdigen Partner und versuchen sich damit zu schützen, daß sie ganz unbewußt die ganze Angelegenheit dem Körper überlassen und das Bewußtsein während eines unwürdigen sexuellen Verkehrs »möglichst« zurückziehen. Der Mensch kann auf diese Weise nicht einmal körperlich eine gesunde und befriedigende Erfüllung erleben, weil er eben nicht ganz dabei ist! – Und die Folge davon sind seelische und körperliche Störungen, die scheinbare Impotenz verursachen können.

Geist, Seele und Körper sind eine untrennbare Einheit. Solange der Mensch lebt, kann man sie nicht voneinander trennen. Der Körper ist das Ende, die entfernteste Offenbarung des Geistes in der Schöpfungsskala, aber dennoch gehört er dazu, dennoch ist er mit dem Geist zusammengewachsen, folglich bildet er mit dem Geist eine Einheit. Es ist ein großer Irrtum, zu glauben, daß der Geist etwas erleben könnte, ohne daß der Körper daran teilnimmt, ohne daß der Körper es miterlebt – und auch umgekehrt, alles, was mit dem Körper geschieht, wirkt zurück auf den Geist, der Geist erlebt es mit, *da es der Geist ist, der den Körper baut, lebendig macht und alles im Körper und durch den Körper selbst erlebt.* Ohne den Geist ist der Körper eine gefühllose Leiche. Folglich fühlt und erlebt der Mensch auch das, was er in seinem Körper erlebt, nur im Geist, in seinem Selbst, in seinem Bewußtsein. Wenn das Bewußtsein ausgeschaltet ist – wie zum Beispiel während einer Narkose –, nimmt der Mensch das, was mit seinem Körper geschieht und was sein Körper erlebt, überhaupt nicht wahr. Es gibt also keine voneinander getrennten körperlichen *und* geistigen Erlebnisse und Wahrnehmungen, es gibt *nur* geistige Erlebnisse! Auch dann, wenn sich diese Erlebnisse in den Körper projizieren. *Wir erleben nur das, was unser Bewußtsein – das rein Geist ist – wahrnimmt.*

So ist es auch mit den sexuellen Erlebnissen: Wenn ein Mensch noch so unerschütterlich denkt, daß er nur aus rein körperlichem Wunsch eine sexuelle Einheit schafft und erlebt, wird sein Erlebnis dennoch kein *nur* körperliches sein können, da das »Erlebnis« an sich *nur* im Geist, *nur* im Bewußtsein möglich ist. Bei einer Frau kann es noch geschehen, daß *nur* ihr Körper an einer geschlechtlichen Vereinigung teilnimmt – natürlich vollkommen passiv –, nämlich wenn sie betäubt oder narkotisiert ist. Das ist aber bei einem Mann unvorstellbar. Und bei der Frau kann man einen solchen Fall nicht als »Teilnahme« oder« als Erlebnis« betrachten.

Wenn ein Mensch versucht, bei einer körperlichen Vereinigung seinen Geist fernzuhalten, weil sein Geschlechtsakt nicht aus geistiger Einheit sich manifestiert und aufgeblüht ist, so entsteht im Wesen des Menschen eine Spaltung, ein Riß, ob er es weiß oder nicht, ob er es anerkennt oder nicht. Bewußte Menschen fühlen das, und sie halten sich von solchen körperlichen Entladungen auch ferne. Unbewußte Menschen aber stellen sich vor, daß sie eine sexuelle Vereinigung aus *rein* körperlichen Bedürfnissen haben können, ohne daß ihr Geist mitgerissen wird. Und das ist ein großer Irrtum. Denn, ob der Mensch befriedigt oder unbefriedigt geblieben ist, wenn er sich über seine Handlungsweise im geheimen ärgert oder sogar schämt, so hat er schon daran teilgenommen. Denn »unbefriedigt sein«, »Sichschämen«, »Sichärgern« sind auch innere Bewußtseinszustände, nicht aber körperliche Reaktionen. Die sexuelle Energie ist das sich im Körper manifestierende Wesen des Menschen – Logos selbst. So ist es auch unmöglich, eine sexuelle Vereinigung ohne das wahre Selbst erleben zu wollen. Man braucht nicht weiter zu erklären, daß der Mensch erst dann von einer wirklichen körperlichen Freude, von körperlicher Erfüllung und von sexuellem Liebesglück sprechen kann, wenn die körperliche Einheit aus wahrer Liebe, aus wahrer geistiger Zusammengehörigkeit aufblüht und er sich also mit seinem ganzen Wesen dem sexuellen Glücksgefühl überlassen kann, ohne nachträglich Scham empfinden zu müssen.

Der primitive Mensch begnügt sich, wenn der Partner nur zum anderen Geschlecht gehört und seinem einfachen Geschmack körperlich entspricht. Eine »geistige«, innere Einheit ist ihm nicht wichtig, da er selbst noch nicht geistig, wach und bewußt ist. Aber ein Mensch mit entwickelterem Bewußtsein, mit differenzierter Individualität, kann wirkliche Liebesfreude und wahre Befriedigung – körperlich wie seelisch – nur mit einem Partner erleben, der mit ihm vor allem im Geist harmoniert und *die Liebe in jeder Hinsicht mit Gegenliebe erwidert.*

Man fühlt sich nur in Schuhen und Kleidern wohl, die nach den eigenen Füßen und dem eigenen Körper geschnitten sind. Das ist wirklich *nur* eine körperliche Angelegenheit und doch wirkt sie auf das ganze Gemüt. Um wieviel wichtiger ist es, daß ein Mensch seine Liebespartnerin findet, die im Geist, in der Seele und auch im Körper in *jeder Hinsicht* zu ihm paßt, in jeder Hinsicht seine Ergänzung ist, die er wirklich *lieben kann,* der *er sich wirklich hingeben kann,* der er wirklich *vertrauen kann!*

Es geschieht wie gesagt sehr häufig, daß junge und auch erwachsene Menschen sich mit dem ersten besten zusammentun; das führt dazu, daß der Mensch aus sich ein Tier macht. *Der Mensch ist aber kein Tier!* – Vergessen wir das nicht! – Diese Worte werden nicht aus sentimentaler oder religiöser Scheinmoralität heraus gesagt, sondern aus den in über drei Jahrzehnten gesammelten Erfahrungen mit sehr vielen jungen und auch erwachsenen Menschen, die in ihrer seelischen und körperlichen Not Hilfe suchten und in immer wachsender Zahl suchen. Die Menschheit hat auch im Westen entdeckt, daß sexuelle Verdrängungen schwere seelische und körperliche Störungen verursachen können. Folglich hat das Pendel nach der linken Seite ausgeschlagen, und viele wollen alle seelischen Störungen damit in Ordnung bringen, daß sie die sexuellen Wünsche – ob vorhanden oder nicht – ohne Maß und Wahl ausleben und die oft nur rein seelisch bedingten Hemmungen mit übertriebenen sexuellen Erlebnissen zu überwinden versuchen. Es ist aber die Zeit nahe, in der das Pendel wieder auf die andere Seite schwingt und die Menschen von dem künstlich gezüchteten Tierwesen wieder zu einem sauberen Menschentum zurückgeführt werden. Viele verzweifelte Menschen kommen aus der Sackgasse, aus totaler Lebensunlust, ja sogar aus Selbstmorddrang, durch *saubere, erhabene Denkungsart und Lebensweise in das normale Leben zurück.* Verirrte Menschen glauben und lehren zu Unrecht, daß die einzige Rettung aus den verschiedenen seelischen Nöten unbedingt und allein eine zügellose sexuelle Lebensweise und wahllose Kraftverschwendung sei. Die Menschen suchen aber Liebe – und auch in der Sexualität suchen sie Liebe, wenn auch irrtümlicherweise. Lebensangst und Daseinsprobleme kann man mit Sexualität nie und nimmer lösen.

DIE SONNE BELEBT, KANN ABER AUCH TÖTEN

Wenn ein Yoga-Übender den Wunsch in sich fühlt, ein enthaltsames Leben zu führen, um auf dem Weg schneller vorwärtszukommen, dann soll er sich zuerst gründlich untersuchen, ob er – oder sie – dazu schon reif genug ist. Er soll nicht wie der Fuchs handeln, der die Trauben zu sauer findet, weil er sie nicht erreichen kann und deshalb keine essen will. Er soll bereit und fähig sein, höhere Nahrung zu verdauen, weil er von den »Trauben« schon so viel gegessen hat, daß er sie kennt und weitere nicht braucht. Ihm kann man Ratschläge geben, wie er ohne Gefahr enthaltsam leben kann. Denn ein enthaltsames Leben zu führen hat nur dann einen Sinn, wenn man aus dieser Lebensweise keinen Schaden, sondern *nur Nutzen* zieht.

Hier ist es notwendig, wieder über Geduld zu reden. Denn es braucht Zeit, die höheren Nervenzentren durch ein vollkommen enthaltsames Leben in Tätigkeit zu versetzen. Aus einem Kind kann man auch keinen Erwachsenen machen, wenn seine Zeit noch nicht gekommen ist, und, wenn man trotzdem sein Spielzeug wegnähme und es zwingen würde, die Lebensweise eines Erwachsenen zu führen, so würde es doch nicht zum Erwachsenen, sondern es würde seelisch krank. So müssen wir geduldig warten, bis die höheren Nervenzentren die Zeichen geben, daß sie begonnen haben, aktiv zu werden, und daß die Umwandlung der sexuellen Kraft in höhere Energieformen möglich geworden ist. Von heute auf morgen geht das nicht. Also, wenn wir so weit sind, daß wir uns zu einem enthaltsamen Leben reif fühlen, und unser Leben danach einrichten und üben, auch dann dürfen wir nicht ungeduldig sein und sofort höhere Resultate erwarten. Man kann zufrieden sein, wenn zunächst auffallende Lebenslust, Fröhlichkeit, ein leuchtender suggestiver Glanz in den Augen und gesteigerte Arbeitskraft erscheinen.

Unsere langjährigen Erfahrungen zeigen, daß enthaltsames Leben bei den Menschen, die dazu reif sind, in so hohem Maße Lebenskraft erzeugen und aufspeichern kann, daß bei richtiger Anwendung und bewußter Lenkung dieser Kraft langjährige chronische Krankheiten plötzlich geheilt werden und schwere neurasthenische Symptome verschwinden. Die Körperhaltung wird frisch und elastisch, das Gemüt wird hell und klar, sogar schwere Depressionen verschwinden. Die Konzentrationsfähigkeit steigert sich in ungeahntem Maße, der Mensch fängt an, suggestiv zu werden, der Körper wird mit neuer Lebenskraft erfüllt. Wir konnten oft beobachten, daß durch die Wirkung des enthaltsamen Lebens weißhaarige Yoga-Übende die ursprüngliche Haarfarbe wieder zurückerlangten, daß Zahnfleischschwund und andere Alterserscheinungen, die bei den Menschen heute viel zu früh eintreten, verschwanden und einige sogar wieder ohne Brille lesen konnten.

Wenn der Mensch die sexuelle Kraft richtig umwandelt, dann bleiben mit der Zeit – bei dem einen früher, dem anderen später – höhere geistige Resultate nicht aus. Der Mensch entdeckt plötzlich Talente, von denen er bisher nicht im geringsten ahnte, daß sie in ihm schlummern. Die Talente waren schon vorhanden, wie sie in jedem Menschen vorhanden sind, aber noch in einem latenten Zustand. Wenn wir vor den sexuellen Kräften einen Damm aufrichten, dann sammeln sich diese Energien und anfänglich verursachen sie Spannungen und Unruhe. Wenn wir trotzdem standhaft bleiben, dann suchen diese Energien neue Wege und wir werden fähig, sie allmählich in höhere Kräfte umzuwandeln. Die höher geleitete sexuelle Kraft reizt zuallererst die Sekretionsdrüsen, so daß der Körper frischer, kräftiger wird, dann reizt sie die höheren Nervenzentren, welche die Fähigkeit haben, bisher nur potentiell vorhandene schöpferische Kräfte als verschiedene Talente zu offenbaren. Die Nervenzentren nämlich, die diese Talente zu offenbaren fähig gewesen wären, hatten bis dahin nicht den entsprechenden Widerstand und befanden sich in latentem Zustand. Wie oft finden wir in der Geschichte der Menschheit Fälle, in denen Menschen, die nach einer ausschweifenden Lebensführung plötzlich aus irgendeinem Grund ein enthaltsames Leben anfingen oder anfangen mußten, in kurzer Zeit hervorragende Talente, besonders aber eine außergewöhnlich starke magisch-suggestive Kraft manifestierten, von deren Vorhandensein niemand, am allerwenigsten sie selbst, eine Ahnung hatten. Es soll hier nur das Beispiel des Ignatius von Loyola, des Gründers des Jesuitenordens, erwähnt werden, der wegen eines Unfalls längere Zeit im Schloß seines Vaters liegen mußte und aus lauter

Langeweile mit geheimen Übungen experimentierte, weil er gezwungen war, ein enthaltsames Leben zu führen. Er machte dabei solch unerwartete Entdeckungen, daß er seinen Lebenswandel völlig änderte, mit einigen Freunden den Orden der Jesuiten gründete und in fünfzehn Jahren Macht über die ganze Welt – bis nach China! – erlangte. Nach seiner eigenen Behauptung erreichte er seine berühmte magisch-hypnotische Willenskraft durch enthaltsame Lebensführung und durch *geheime Übungen.*

An dieser Stelle ist es notwendig, wieder zu bemerken, daß aus einem Durchschnittsmenschen nur dann durch enthaltsames Leben ein höherstehendes, über magisch-suggestive Kräfte verfügendes Wesen herauswachsen kann, wenn er in der Erfahrung, in der Entwicklung und der Reife so weit vorgeschritten ist, daß er den Reiz, den die zurückbehaltenen sexuellen Kräfte auf die Nerven- und Gehirnzentren ausüben, mit ruhigen Nerven, *in aller Ruhe und ohne krankhaftes Gereiztsein, ertragen und durchhalten kann.* Die beste Hilfe sind dazu besonders geeignete Yoga-Übungen, über die noch gründlich gesprochen wird.

Wenn ein Mensch zu einer Umwandlung der sexuellen Kräfte noch unreif ist, das heißt wenn *seine höheren Ventile noch nicht geöffnet sind* und also sein Bewußtsein noch sehr beschränkt ist und er aus irgendwelchen Gründen dennoch gezwungen wird, ein enthaltsames Leben zu führen – sei es aus körperlichen, angeborenen Unregelmäßigkeiten, Störungen oder dergleichen –, dann wird er erkranken. Meistens wird zuallererst die Schilddrüse überreizt, die dann vielleicht Herzstörungen, aber unbedingt eine unerträgliche Gedankenflut, Angstzustände und noch andere, schwerere Störungen verursacht. Die aufgepeitschte sexuelle Kraft findet in solchen Fällen kein Ventil für sich. Sie findet auch nicht den Weg zu den höheren Zentren, durch die sie sich als höhere, geistige Kraft offenbaren könnte, und verursacht einen krankhaft übersteigerten Reiz, der für die Nerven eine ganz große Gefahr in sich birgt, weil er von innen aus ununterbrochen angeheizt wird. Diese Gefahr kann einen schweren Nervenzusammenbruch, ja vielleicht sogar einen noch gefährlicheren Zustand verursachen, den man heute mit den Worten »Ichspaltung«, »Geisteskrankheit« oder »Schizophrenie« bezeichnet. Wenn jemand Gelegenheit hatte, in einer Irrenanstalt Kranke zu studieren, die sich in diesem Zustand befanden, wird ihm auffallen, daß sie beinahe ohne Ausnahme beim Ausleben ihrer sexuellen Kräfte irgendwelche Hindernisse oder Störungen hatten – ganz gleich, ob aus seelischen oder körperlichen Gründen – und daß diese Kranken sehr oft ein erstaunliches geistiges Niveau und hohe Fähigkeiten besaßen. Sie hatten oft in die höchsten geistigen Welten Einblick und sahen ganz hohe geistige Wahrheiten, andererseits waren sie aber noch unentwickelt, diesem hohen geistigen Niveau nicht gewachsen und konnten die Hochspannung der hohen Geistigkeit nicht ertragen, nicht verdauen, sich nicht aneignen. Sie konnten damit nichts anfangen, und die Nerven ertrugen diese hohe Spannung, diesen zerrissenen Zustand nicht, da sie keine Entladungsmöglichkeit hatten. Zwischen Tobsuchtsanfällen und unbefriedigter sexueller Aufladung besteht ein nicht zu leugnender Zusammenhang. Ein Mensch, der sich mit Geisteskranken beschäftigt und selbst ein enthaltsames Leben führt – also eigene Erfahrungen und Beobachtungen hat –, durchschaut den Zustand dieser Kranken leicht.

Nur genügen leider diese Feststellungen nicht, um ihnen helfen zu können, selbst wenn man noch so klar sieht. Der Grund, warum wir im Rahmen dieses Buches über diese Erkrankungen sprechen, ist ein anderer. Die Beschäftigung mit den Kranken brachte nämlich eine merkwürdige Erfahrung: Die meisten von ihnen hatten sich nämlich von einer sexuellen Lebensführung nicht *absichtlich* zurückgehalten, sie hätten im Gegenteil sehr gerne ein sinnlich-geiles, perverses und ausschweifendes Leben geführt, wenn sie daran aus körperlichen oder seelischen Gründen nicht verhindert gewesen wären. Nun brachten es einige, die intelligent genug waren, die Wahrheit über die sexuelle Kraft zu verstehen, doch so weit, ihre sexuellen Hindernisse dazu zu benutzen, *ganz bewußt und absichtlich* ein enthaltsames Leben zu führen, um der Umwandlung dieser Kraft willen. *In diesen Fällen trat in ihrem Zustand eine ganz auffallende Besserung ein,* die allmählich dazu führte, daß sie arbeitsfähige und nützliche Mitglieder der menschlichen Gesellschaft wurden. Die bewußte Enthaltsamkeit mußte sich bei diesen Kranken mit einer Umstellung auf eine moralisch hochstehende Mentalität paaren. Sie mußten zu GOTT zurückgeführt werden! – Dies ist bei solchen Kranken nicht so leicht und einfach zu erreichen, daher konnte man bei nur wenigen eine Besserung erzielen. Aber *die* Fälle, in denen eine so starke Besserung eintrat, daß man wirklich von einer Heilung sprechen konnte, beweisen die tiefe Verbindung zwischen Schizophrenie und den *unabsichtlich, ungewollt* gedämmten sexuellen Kräften. Sie zeigen auch die Möglichkeit einer Genesung durch hochstehenden Gottesglauben oder wenigstens durch eine moralisch saubere Mentalität, verbunden mit einer *absichtlichen*

Enthaltsamkeit, wobei von einer Verdrängung – da es ein bewußter Vorgang war – keine Rede sein kann. Dagegen haben wir nie eine Heilung durch zügel- und wahllos ausgelebte Sexualität gesehen, nur Untergang!

Helfen kann jeder Mensch nur sich selbst, denn man kann in das Bewußtsein eines anderen nicht eingreifen und darin Ordnung schaffen. Man kann höchstens den Weg dazu zeigen – *wenn man diesen Weg selbst kennt!* Leider aber zeigt sich immer wieder, daß die meisten Menschen, die diesen Kranken helfen wollen, noch selbst weit entfernt davon sind, die schöpferische Kraft in jeder ihrer Offenbarungsformen *in sich selbst erkannt zu haben und sie lenken zu können.* Das kann man eben auf keiner Universität und aus keinem Buch lernen, *nur aus eigenen Erfahrungen!* Man findet eben selten einen professionellen Seelenforscher oder Seelenberater, der mit der sexuell-schöpferischen Kraft in sich selbst experimentiert und eigene Erfahrungen gesammelt hätte. *Wenn ein längere Zeit andauerndes enthaltsames Leben lediglich als Experiment auf den Universitäten vorgeschrieben wäre, so wären weniger Irrtümer in der westlichen Psychiatrie verbreitet!*

Die erfahrenen Sportsleute sind schon längst darauf gekommen, daß man mit enthaltsamem Leben viel Kraft aufspeichern kann. Den Wettkampfteilnehmern ist es für die Zeit von wenigstens sechs Wochen verboten, Alkohol zu sich zu nehmen, zu rauchen und mit Frauen zusammenzukommen. Es wäre *sehr lehrreich,* im medizinischen, besonders im psychiatrischen Fach *auch* solche abstinenten Zeiten einzuführen, um persönliche Erfahrungen sammeln zu können.

Wenn es noch so unglaublich zu sein scheint, es ist doch wahr: Wir waren mit einem sehr berühmten großen Arzt befreundet. Nachdem er fünf prächtige Söhne mit seiner vortrefflichen Frau gezeugt hatte, wählte er eine enthaltsame Lebensführung, die ihm nach eigener Aussage ermöglichte sich viel mehr auf seine Patienten zu konzentrieren, viel exaktere Diagnosen zu machen und intuitiv die beste Heilmethode für seine Kranken zu finden, nachdem er all seine Kräfte behielt. Und seine schöne, gesunde und hochintelligente Frau war mit aller Liebe zu ihrem von Nächstenliebe erfüllten Mann einverstanden. Auch so etwas gibt es und – GOTT sei Dank – nicht nur im Ausnahmefall!

Die Bibel sagt: »Denn es sind etliche verschnitten, die sind aus Mutterleibe also geboren; und sind etliche verschnitten, die von Menschen verschnitten sind; und sind etliche verschnitten, *die sich selbst verschnitten haben um des Himmelreichs willen.* Wer es fassen kann, der fasse es!« (Matth. 19, 12.)

Dies alles mußte gesagt werden, um zu erklären, warum ein Mensch, der sich die Mühe genommen hat, eigene Erfahrungen nicht aus der Theorie, sondern aus der Praxis zu sammeln, hier oder im Osten immer sagen wird, daß ein enthaltsames Leben nicht für jedermann, sondern nur für geistig reife Menschen geeignet ist und segensreiche Resultate bringt. Ein solcher Mensch hat erkannt, wie man die schöpferischen Kräfte von unten nach oben lenken und von oben nach unten dirigieren und nach Belieben gebrauchen kann. Er hat aber auch die Gefahren erkannt, die mit der Umwandlung der sexuellen Kraft zusammenhängen. Wenn jemand fest entschlossen ist und vor keiner Hölle Angst hat, dann kann er diesen Prozeß versuchen. Aber auch nur dann, wenn er keinen Ehepartner, der dazu noch nicht reif ist, in Gefahr bringt. Es ist allerdings nicht die Absicht dieser Bemerkung, diejenigen Menschen, die auf dem erhabenen Yoga-Weg vorwärtskommen wollen, abzuschrecken. Denn wir haben in unserer Hand die beste Waffe gegen alle Gefahren: unser eigenes Bewußtsein! Wenn wir uns an unser Bewußtsein klammern, das heißt, wenn wir immer wach, immer bewußt *jetzt und da sind,* dann kann uns nichts Schlechtes passieren!

Viel gefährlicher als ein Versuch mit enthaltsamem Leben sind gewisse auf das Rückenmark wirkende Yoga-Übungen, die zur Zeit von unwissenden und gewissenlosen Menschen propagiert werden. Denn gegen die mit Enthaltsamkeit verbundene Gefahr ist der allereinfachste Schutz, sofort mit der enthaltsamen Lebensführung aufzuhören, wenn sie Unannehmlichkeiten, zum Beispiel krankhafte Nervosität oder Überreiztheit, verursachen sollte. Wir müssen uns dessen bewußt sein, daß die schöpferische Kraft keine Spielerei ist und daß diese Dinge ganz ernst zu nehmen sind. Menschen, die Gelegenheit hatten, mehrfach in männliche und weibliche Klöster Einsicht zu nehmen, wissen, was für traurige Folgen es haben kann, wenn unreife Menschen gezwungen werden, der Sexualität zu entsagen und »alles« aufzuopfern. Solange man das als Opfer betrachtet, ist man noch nicht reif, es zu bringen. GOTT verlangt von den Menschen keine Opfer. Sehr, sehr wenige sind es, die die geistige Reife schon erlangt haben und die sexuelle Kraft in göttlich-schöpferische Kraft umwandeln können. Viele sind die »Berufenen« und wenige die »Auserwählten«! Aber es gab Auserwählte und wird sie immer geben, innerhalb und außerhalb der Klöster, auf der ganzen Welt, hier wie im Orient! – Gehen wir also mutig auf unserem Weg weiter!

DIE ZAUBERBLUME

Vom Umwandeln der sexuellen Kraft zu *sprechen* ist eigentlich sinnlos, weil man darüber vergeblich *spricht*. Man soll es *tun!* Wenn man es tut, dann macht man eigene Erfahrungen, und jedes Wort darüber wird überflüssig. Man kann also sehr wenig *sagen,* wenn dieses »wenige« aber *getan* wird, wird daraus *alles!*

Denn was bedeutet Umwandlung der sexuellen Kraft in geistig-schöpferische Kraft? Die sexuelle Kraft als den Schlüssel zwischen Geist und Körper nicht dazu zu gebrauchen, aus Geist Materie zu schaffen – also Kinder zu zeugen –, sondern umgekehrt, *aus dem Körper geistige Energien zu gewinnen.* Die sexuelle Kraft *nicht* durch den Körper auszugeben, statt dessen aber die höheren Zentren, durch welche die sexuelle Kraft sich nicht mehr als sexuelle Kraft, sondern als geistige und schöpferisch-magische Energie offenbart, zu öffnen. Wie öffnet man diese? Durch Beherrschung des Körpers mit Hatha-Yoga-Übungen, durch geistige Konzentration und Meditation, durch enthaltsames Leben und Arbeit! Damit ist eigentlich alles gesagt.

Und doch versuchen wir, darüber noch einige Worte zu sagen, um auf die zahllosen Fragen, die unsere Yoga-Übenden im Hinblick auf dieses Thema stellen, anleitend zu antworten. Wir sind uns bewußt, daß man nicht auf alle Fragen befriedigende Antworten geben kann. Da das Thema sehr heikle Dinge berührt, ist es nicht möglich, über alle diesbezüglichen Details offen zu sprechen. Hier hilft dem Yoga-Übenden nur eines: eigene Erfahrungen sammeln! Man erlebt dann solche Überraschungen, die uns nicht nur auf alle Fragen aufschlußreiche Antworten geben, sondern noch ungeahnte und unerwartete wunderbare Erlebnisse bringen. Die Erfahrung wird uns alsdann noch Geheimnisse enthüllen, die der Mensch – und der menschliche Körper – zwar schon immer in sich verborgen trugen, von denen wir aber nicht geahnt haben, daß sie möglich sind, das heißt nicht nur symbolisch, sondern tatsächlich existieren. Wir versuchen also, die ersten Schritte auf diesem Weg zu beschreiben und auch wie man weiterschreiten kann. Die weiteren, höheren Schritte werden aber absichtlich nur angedeutet. Diejenigen, die diesen Weg ernst nehmen und üben, werden die Fortsetzung des Weges selbst vor sich sehen und wissen, was weiter zu tun ist, wie ein Mensch, der seine kleine Lampe in der Finsternis vor sich hält und sieht, wohin er zunächst treten soll.

Diejenigen dagegen, die diese Dinge nur aus Neugierde wissen wollen, aber sich nicht die Mühe nehmen, etwas zu tun, brauchen nicht einmal theoretisch zu wissen, wie und wodurch die schöpferischen Kräfte des Menschen – die ein jeder in sich trägt – von ihren Fesseln befreit und in Gebrauch genommen werden können. Daß es zu jeder Zeit machtvolle Magier gab und auch heute noch gibt – nennen wir sie, wie wir wollen –, das kann der ungläubigste Mensch nicht verleugnen. Wir versuchen also den Schlüssel zur Tür der geheimen Kammer zu übergeben, aber die Tür damit aufmachen muß ein jeder selbst. Was man dann in der Schatzkammer finden wird und wie man die Schätze verwendet – wozu noch darüber sprechen? Das wird jeder selbst, ohne weitere Erklärungen, wissen ...

Wenn wir auf der Jakobsleiter hinaufklettern wollen, müssen wir vor allem etwas besitzen, ohne das kein Vorwärtskommen möglich ist, und das ist *Geduld!* – Der Geist, das Selbst steht über der Zeit. Der Geist ist zeitlos. Geduld ist der Zustand der Zeitlosigkeit. Folglich müssen wir, wenn wir im Geist erwachen und geistiges Bewußtsein erlangen wollen, uns zuallererst auf Zeitlosigkeit einstellen. Und wenn der Teufel der Ungeduld uns packen will, müssen wir uns sofort mit dem Gedanken trösten: es gibt genug Zeit in der Ewigkeit! Wie ein chinesischer oder indischer Künstler, der seine zeitlosen Kunstwerke nie mit der Einstellung macht: »Rasch, rasch, auf Termin fertig werden ...« – denn sonst könnte er nie diese atemberaubenden Kunstwerke fertigbringen –, so muß der Yoga-Übende in bezug auf seinen inneren Fortschritt jeden Zeitbegriff aufgeben. Selbst wenn der Mensch mit der beschleunigten Methode seines Bewußtwerdens bis zum göttlichen Selbstbewußtsein den Weg vielleicht um Jahrtausende abkürzt, auch dann braucht dieser Entwicklungsprozeß seine Zeit. Es gibt genug Zeit in der Ewigkeit und GOTT weiß genau, wieviel Zeit wir brauchen, um unseren Weg bis zum Ziel zu durchschreiten. Wir brauchen uns um die Zeit nicht zu kümmern. Nur die Person lebt in der Zeit, in der Endlichkeit, unser Geist – der der Geist GOTTES ist – kennt

Zeit und Raum nicht. Tun wir alles, um diesen Weg soweit als möglich abzukürzen, aber denken wir nie daran, wieviel Zeit wir dazu brauchen werden. Dieser Gedanke würde uns lähmen, wir würden durch ihn die Peitschenschläge der Zeit auf unserem Rücken spüren. Der Geist ist zeitlos, und immer, wenn wir an die Zeit denken, kreuzigen wir damit unseren eigenen Geist, unser eigenes Selbst. Darum werden wir so nervös, wenn wir uns eilen müssen, wenn man uns ungeduldig jagt. Denn das Selbst – Christus-Logos – ist auf den zwei großen Balken der Zeit und des Raumes gekreuzigt, und wenn wir das mit unserem eigenen Selbst – mit unserem eigenen Christus – machen, verlieren wir die Kraft und den Mut des Geistes, die wir so dringend nötig haben.

Es ist die größte Prüfung für einen Yoga-Übenden, seine eigenen Fortschritte nicht zu bemerken. Wie ein Kind nicht wahrnimmt, wann aus ihm ein Erwachsener wird, so bemerkt ein Mensch nicht – oder nur selten –, wann sein Bewußtsein sich ausdehnt, sich hebt und er bewußter wird. Wie ein Mensch, der im Parterre in einen Aufzug steigt, sich dort einschließt und in die Höhe fährt, nicht wahrnimmt, wie hoch er schon gehoben ist, da er immer *»da«* war, *bei sich,* in der kleinen Kabine, und erst dann ermessen kann, wie hoch er gekommen ist, wenn er oben aussteigt und von oben nach unten schaut, so bemerkt der Yoga-Übende nicht, wann sein Bewußtsein sich ausdehnt und wieviel Sprossen auf der großen Jakobsleiter er schon hinter sich gelassen hat. Nur wenn er hie und da rückwärts blickt, sieht er, aus was für einer Unwissenheit, aus was für einer Finsternis, verglichen mit seinem gegenwärtigen Zustand, er herausgekommen ist.

Wir dürfen also nicht ungeduldig sein, denn jeder Augenblick ist wertvoll, jeder Augenblick bringt uns eine neue, interessante Erfahrung, wenn sie uns auch momentan noch so uninteressant und langweilig erscheint. Alles, jede kleinste Erfahrung bringt uns auf unserem Weg höher. Rückfälle gibt es nicht, höchstens Scheinrückfälle. Menschen, die vor uns den langen Weg gewandert und zum Ziel gelangt sind und uns helfen wollen, beschreiben uns die Kennzeichen der Fortschritte und die Meilensteine, die wir, einen nach dem anderen, hinter uns lassen müssen. Sie beschreiben auch, *wie* wir sie *hinter uns lassen können!* Wie uns in dem Aufzug damit geholfen wird, daß bei jedem Stockwerk auf der vorbeigleitenden Wand die entsprechende Nummer uns zeigt, beim wievielten Stockwerk wir sind, so können wir mit Hilfe der uns vorangegangenen Meister feststellen, welche Stufe wir erreicht haben. Wir erkennen die Meilensteine, können auf unserem Weg mutig und hoffnungsvoll weiterwandern und können, auf dem Berggipfel angelangt und fest auf Füßen stehend, den Nachfolgenden beim Hinaufklettern helfen.

Eine beschleunigte Entwicklung – ob bei Blumen oder im menschlichen Bewußtsein – birgt immer gewisse Gefahren in sich, weil sie doch nicht der einfachste Weg der Natur ist. *Diesen Gefahren kann man aber ausweichen, wenn man sie kennt und sich gegen sie von Anfang an wappnet.* Man kann auf den steilsten Felsenwänden zum Berggipfel hinaufklettern, wenn man richtig ausgerüstet ist und weiß, wo man besonders achtgeben muß. Viele bezwingen den Berg mit einem erfahrenen Bergführer; andere hingegen erreichen, den Erstbezwingern gleich, den Berggipfel ohne Führer. Aber *wenn* sie angekommen, sind sie beide ganz gleich *oben!* Deshalb müssen wir die Gefahren der beschleunigten Umwandlung unserer sexuellen Kräfte kennenlernen und von den Beispielen der Vorangegangenen lernen, wie man gefahrlos vorwärtskommen kann.

Die allerbeste und sicherste Waffe gegen alle Gefahren ist, daß man sein *Bewußtsein nie gehenläßt.* Das heißt, daß das Bewußtsein immer mit sich selbst identisch, *jetzt und da,* sein muß, nicht herausfallen und nicht mit äußeren Dingen identisch werden darf. *Man muß sich an das eigene Bewußtsein klammern und es nie loslassen,* also immer *wach* sein, immer *da* sein! Das Bewußtsein ist die Zauberblume, die den Königssohn auf dem Weg zum Berggipfel führt, wo seine Braut wohnt, und ihn aus allen Gefahren der Finsternis rettet, die ihm durch böse Geister und Gnomen drohen, aber auch durch bezaubernde Feen, die ihn auf Irrwege locken wollen. Er hält die Zauberblume, die ein überirdisches Licht ausstrahlt, vor sich hin, und das Licht der Blume hält die Finsternis, die bösen Geister, die Gnomen und die gefährlichen Feen ferne, jagt sie weg und beleuchtet den Weg, so daß der Königssohn sich nie verirren kann. *Das Licht unserer Zauberblume ist unser Bewußtsein!* Wir müssen alle unsere Gefühle, alle unsere Gedanken ständig prüfen und sie mit dem Licht unseres Bewußtseins durchleuchten. Die kleinste Regung unserer Seele, unseres Gemütes müssen wir bemerken und sofort prüfen, woher sie stammt, was hinter ihr, im Unbewußten steckt. Die Maske, unter der sich mancher Drang, manche Gefühle, die aus dem Unbewußten auftauchen, die wir aber nicht anerkennen wollen, verbergen, müssen wir unbarmherzig herunterreißen. Es gibt Gefahren, die sich als unsere Wohltäter aufspielen, die sich mit den Gewändern des erhabenen

Glaubens oder der Frömmigkeit kostümieren. Forschen wir, was dahintersteckt. Wie oft verbergen sich verirrte sexuelle Wünsche, Sinnlichkeit und Perversitäten unter der Maske der Wohltätigkeit, der sogenannten Nächstenliebe, oder sogar unter der Maske höchster religiöser Ekstase und scheinbarer Gotteserlebnisse. Wir müssen wissen, daß, je höher das Bewußtsein des Menschen steigt, er um so einfacher, bescheidener, um so nüchterner, *wacher* und *ruhiger* wird. Geben wir aber acht: unsere Einfachheit und Bescheidenheit soll keine gespielte Rolle, keine Demonstration sein. Wer einfach und bescheiden sein *will,* ist noch lange nicht einfach und bescheiden! Emotionen und Gemütswallungen zeigen den falschen Weg! Was draußen ist, ist nicht drinnen! Wie oft maskiert sich in künstlich gespielten »heiligen« Gesichtern und Gebärden eine ganz gewöhnliche persönliche Eitelkeit. Man will sich schon als unpersönlich gewordener »Heiliger« anerkennen und – das ist besonders wichtig! – *höher als die übrigen »gewöhnlichen« Sterblichen setzen lassen.* Je höher ein Mensch in seinem Bewußtsein steht, um so natürlicher, sogar einfältiger wird er. Nicht weil er diese Rolle spielte, sondern weil er *so ist, wie er ist!* Er versteht schon und weiß, warum Christus, als ein junger Mann ihn als »guten Meister« ansprach, antwortete: »Warum sagst du mir *gut?* Gut ist nur Gott!« – Wenn der Mensch also etwas *Gutes* denkt, sagt oder tut, so war Gott in ihm, der sich durch ihn als das »Gute« offenbarte. Der hochstehende Mensch ist nie selbstgefällig und überheblich, weil er seine Person nicht aufbläst. Er ist nie erstaunt über seine eigene »Größe« und »Güte«; er findet es selbstverständlich, daß er so ist, und findet sich selbst nie »groß« und »gütig«. Er ist in seinem Bewußtsein nicht mehr die Person, die

Hülle, sondern der *Kern!* Und wenn ein Mensch ununterbrochen bewußt ist, so wird sich seine innere Sehkraft öffnen, und es werden ihm die »zwei Seiten des Baumes der Erkenntnis des Guten und Bösen« zusammenschmelzen. Für ihn hören Begriffe wie »gut« und »böse« auf. Er sieht nur noch den Stamm, der *eins* ist. Er kennt nichts mehr, das gut oder böse wäre. Solche Worte benennen nur den Schein. Aber der Erleuchtete durchschaut den Schein, für ihn verschwinden diese Unterschiede. Es gibt nichts, das »gut« oder »böse« wäre, es gibt *nur* Offenbarungen GOTTES, die alle gut sind; nur wenn unbewußte Menschen sie aus Irrtum, aus Unwissenheit, verkehrt gebrauchen und falsch ausleben, scheinen sie »böse« zu sein. Alles ist *gut,* nur im Gebrauch kann etwas satanisch werden. Es gibt keine schlechten Kräfte, nur schlecht verwendete Kräfte! »Nie sind die Dinge als solche schlecht, nur wie du darüber denkst«, sagt Epiktetos.

Wenn wir ununterbrochen auf der Hut sind, wenn wir uns nicht die kleinste Gemütserregung erlauben, ohne ihrer bewußt zu sein, wird eine Verdrängung oder eine andere schädliche Wirkung des enthaltsamen Lebens unmöglich sein.

PRAXIS

Die Umwandlung der sexuellen Kraft ist ganz einfach und scheint für manche vielleicht gerade deshalb schwierig zu sein. Es fällt einem unwillkürlich die Anekdote von dem Goldmacher-Lehrling ein, der das unfehlbare Rezept, wie und aus was man Gold machen kann, erhalten hatte und nach diesem Rezept Gold machen wollte. Wichtigste Erfordernis war, daß er auf keinen Fall an ein Nilpferd denken durfte, während er die Mischung bereitmachte und kochte. Am anderen Morgen, als sein Meister ihn fragte, wie das Experiment gelungen sei, antwortete er tief deprimiert: Alle Anweisungen habe ich befolgt und alles recht gemacht, und alles wäre gut gegangen, nur, obwohl ich bisher gar nicht wußte, was für ein Pferd das Nilpferd ist, raste jetzt, als ich nicht daran denken durfte, eine ganze Herde in meinem Kopf herum. Und so wurde aus meiner Mischung kein Gold!

Vorausgesetzt, der Zustand der Zeitlosigkeit – die Geduld – ist der ständige Gemütszustand des Jüngers, so ist unser erster Ratschlag auf diesem Weg, daß der Jünger, der aus innerer

Überzeugung ein enthaltsames Leben führen will, auf keinen – aber auf gar keinen Fall – ein Gelübde ablegen darf! Denn wenn jemand glaubt, daß er wirklich schon reif ist, daß er gar nicht mehr an sexuelle Wünsche denkt und darüber steht, daß sein Körper ihm gehorcht, und er leistet ein Gelübde, so wird der Teufel ihn sofort ergreifen und in panischen Schrekken versetzen. Er wird glauben, daß er jetzt »alles« unwiderruflich verloren hat. Von nun an wird er – muß er – ununterbrochen an sein Gelübde denken, er wird an nichts anderes denken können, ob er will oder nicht, als ob alle Teufel losgelassen und sich auf ihn gestürzt hätten. Diese Teufel sind nichts anderes als »das Tier in uns«, wie Paracelsus diese Kraft des Körpers genannt hat, oder »das Fleisch, das wider den Geist wirkt, daß du nicht tust, was du willst« wie Paulus diese Kraft nannte. Und da die Gedanken immer wieder auf die Sexualität gerichtet sind, werden die Geschlechtsorgane gereizt, wird der Kandidat andauernd sexuelle Wünsche haben und sexuelle Phantasiebilder sehen. Er wird plötzlich den heiligen Antonius in der Sahara verstehen, der in der Wüste vierzig Jahre lang ununterbrochen hocherotische Szenen, nackte Frauen, die ihn lockten, und anderes mehr sah und dagegen ankämpfen mußte. Natürlich haben ihm »die Teufel« diese Bilder vorgezaubert, heute würde man sagen, daß sein »Unbewußtes« diese Bilder projizierte, aber das Resultat ist das gleiche – es ist nur eine Benennungsfrage. Endlich, nach vierzig Jahren hatte der heilige Antonius diese Teufel dann doch besiegt. Aber vergeblich! Denn siehe, sie leben alle heute noch, sie haben sich sogar vermehrt und stürzen sich jetzt alle auf den armen Asketen, der ein Gelübde abgelegt hat.

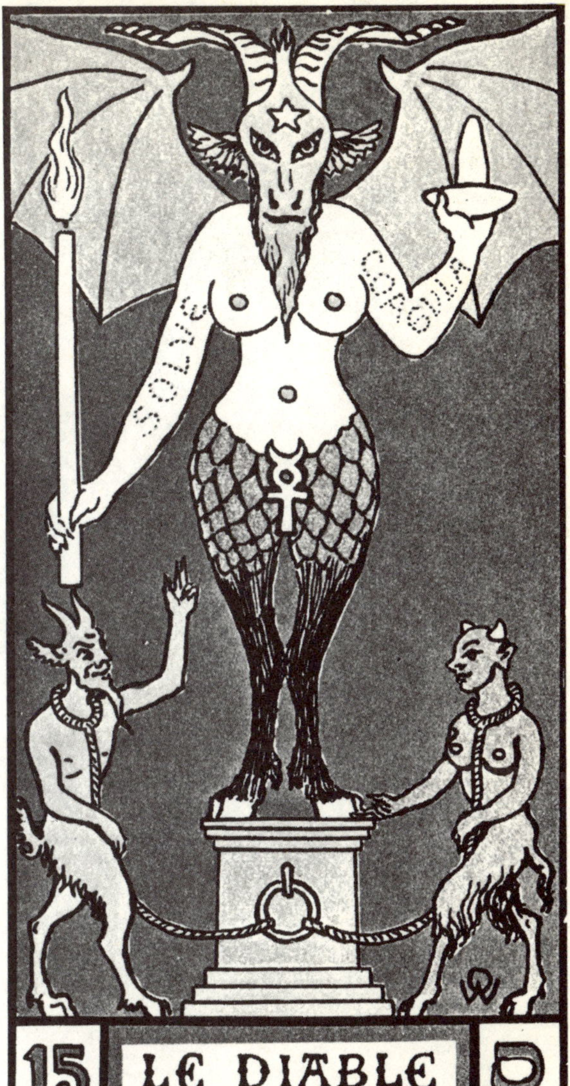

an ist das durch den Geist lebendig gewordene Gesetz der Materie. Er trennt die ei Geschlechter voneinander — Solve — um sie dann nach außen wie Sklaven in Unendlichkeit hinein zueinander zu treiben — Coagula — ohne daß sie einander der ursprünglichen göttlichen Einheit erreichen. (Fünfzehnte Tarotkarte.)

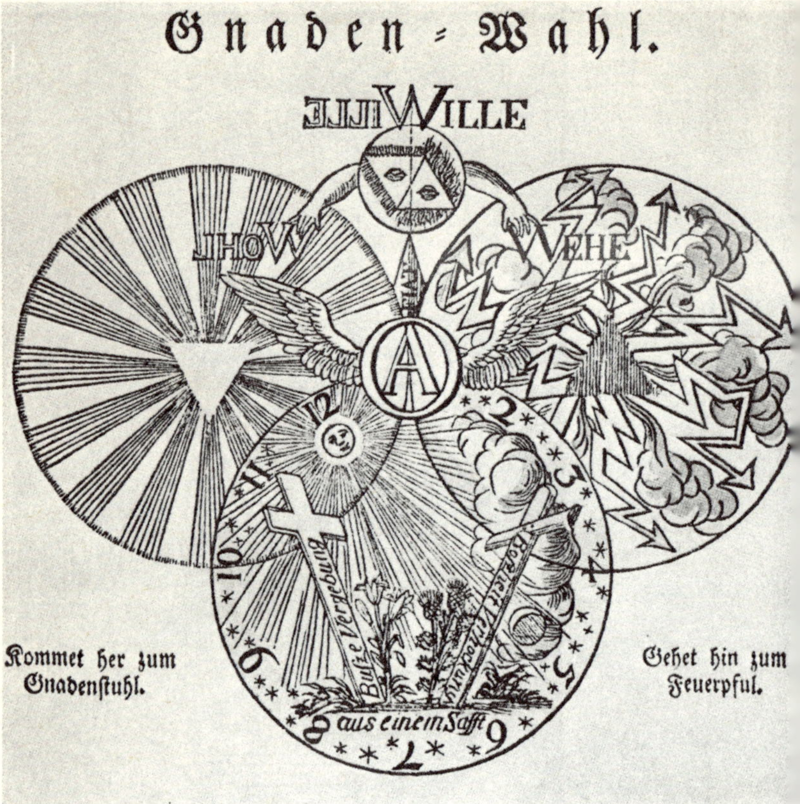

So stellten die Rosenkreuzer die zweifache Rolle und Fähigkeit der sexuellen Kr dar: sie führt entweder zum »Gnadenstuhl« — zu dem göttlichen Selbstbewußts und der Glückseligkeit — oder zum »Feuerpfuhl« — zu dem Schwund des Sel bewußtseins, zu seelischer Finsternis, Angst und Vernichtung.

Gelübde abzulegen wird also *nicht* empfohlen!

Es wird aber nochmals empfohlen, mit der Enthaltsamkeit aufzuhören und ein auf *wahrer Liebe* basiertes sexuelles Leben zu führen, wenn unerträgliche Qualen durchgekämpft werden müßten. Das ist keine Schande und keine Sünde. Und auch so kann man vorwärtskommen, wenn auch langsamer.

Wer aber ausharrt, um die höheren Grade so schnell wie möglich zu erreichen, dem empfehlen wir, das Gelübde und jede Möglichkeit eines solchen vollkommen zu *vergessen,* und damit auch *das,* worüber er ein Gelübde ablegen wollte. Er soll die Sexualität mit all ihrem Drum und Dran *total vergessen!* Sehr einfach, nicht wahr? – Nur wenn die Teufel nicht existierten! Denn, mag man auch den Betrug der Natur völlig durchschaut haben und die sexuelle Angelegenheit mit ihrer ewigen Wiederholung sehr langweilig finden, das sicherste Rezept, plötzlich eintretende unerträgliche sexuelle Wünsche und entsprechende körperliche Reaktionen zu erwecken, ist die Beschäftigung des Verstandes mit der Sexualität, die wir eigentlich besiegen wollen. So erfährt man, wie der negative Pol sich aus unserem Unbewußten als der *Geist des Widerstandes* manifestiert und auf uns wirkt. Es ist kein Wunder, daß die Religion ihn Teufel nennt. Und es ist nicht so einfach, mit diesem Teufel fertig zu werden, da *ich es bin!* – ICH BIN ES. – TAT TVAM ASI!

Außer dem Teufel des Unbewußten läßt uns vorläufig der Körper selbst auch nicht in Ruhe. Der Körper war bisher auf ein sexuelles Leben eingestellt; die Drüsen verlangen weiter die Entladung, und solange die sexuelle Kraft den Weg zu den höheren Offenbarungszentren nicht findet, speichert sie sich in den sexuellen Drüsen auf. Später, wann die sexuelle Kraft durch geeignete Yoga-Übungen *den Weg zu den höheren Nervenzentren gefunden hat und sich dort schon als eine höhere Form der schöpferischen Kraft manifestieren kann, geht die Umwandlung viel leichter.* Man hat dann auch viel mehr Ruhe. Die erste Zeit ist ebendeshalb die schwerste, weil die sexuelle Kraft, *da sie noch keinen Ausweg findet,* die sexuellen Organe in erhöhtem Maße reizt. So hat der Mensch am Anfang eine doppelte Schwierigkeit zu überwinden: einerseits läßt ihn seine Phantasie, sein Verstand nicht in Ruhe, anderseits heizt ihm die zurückgehaltene sexuelle Kraft körperlich noch stärker ein als vordem. *Aber gerade das ist notwendig!* Denn diese übermäßige Einheizung wirkt allmählich auf die höheren Nervenzentren zurück, reizt sie, und dieser Reiz erweckt sie aus ihrem latenten schlummernden Zustand, wie der Königssohn das schlafende Dornröschen mit seinem »Kuß« – »Kuß« ist sexuelle Offenbarung – aus seinem Schlaf erweckt.

Wenn man sich also durch die ersten Schwierigkeiten durchgekämpft hat, wenn man dem seelischen und körperlichen Reiz widerstanden und ihn überwunden hat, dann geht die Umwandlung viel, viel leichter – als Lohn. Sehr wichtig ist aber auch, daß wir der sich nach oben drängenden sexuellen Kraft die Gelegenheit geben, sich durch die höheren Nervenzentren zu offenbaren, durch sie herauszuströmen. Was hilft uns da am besten?

Yoga-Übungen, Konzentration, Meditation und Arbeit! Körperliche und geistige *Arbeit!*

Die Yoga-Übungen beginnen mit Pranayama, das heißt Atembeherrschung.

Die Wichtigkeit der Atemregelung können wir erst dann wirklich erfassen, wenn wir uns der Tatsache bewußt werden, daß jede Vereinigung der Geschlechter die Atmung, das heißt die rhythmische Vereinigung des Atems mit der Lunge, nachahmt. Jeder Atemzug ist ein ebenso lebenspendender Akt wie die Begegnung der Geschlechter. Die Atmung gibt uns mit jedem Atemzug erneut Leben, dagegen gibt die Vereinigung der Geschlechter einem neuen Wesen das Leben. Darum gibt uns die richtige Atmung ein ebenso erfüllendes Lustgefühl wie die Vereinigung der Geschlechter.

Die Pranayama- und die körperlichen Übungen – die Inder nennen sie Hatha-Yoga-Übungen –, dienen dazu, den Körper im allgemeinen zu beleben und zu vergeistigen und ihn selbstverständlich dadurch gesund zu machen und gesund zu erhalten. Wir haben sie in dem Buch »Sport und Yoga«, das ich mit meinem Mitarbeiter Selvarajan Yesudian herausgegeben habe, gründlich beschrieben. Dieses Buch hier ist eigentlich eine Fortsetzung. Daher gebe ich hier nur die Yoga-Übungen an, die für die Enthaltsamlebenden besonders empfehlenswert sind. Diese Übungen lenken das Blut vom Unterkörper in den Oberkörper und in den Kopf und wirken dadurch auf die Geschlechtsorgane beruhigend und auf die höheren Zentren erweckend. Anschließend folgen die Beschreibungen der speziellen Übungen für die Umwandlung der sexuellen Kraft in geistige Energie und der Übung, die uns die Fähigkeit gibt, die Lebensenergie als belebendes, magisches Feuer zu beherrschen und zu gebrauchen.

Kerzenstellung (Sarwangasana)

Durch diese Übung bringen wir das Blut aus den Beinen und dem Unterkörper in den Kopf, in die Gehirnzentren, in den Hals und die Schultern. Dadurch kräftigen wir die Gehirnorgane, die die Quelle unseres Gedächtnisses und unserer Konzentrationsfähigkeit sind. Auch kräftigen wir die Schilddrüse, die im Hals ihren Sitz hat und unseren Verstand und unser Herz leitet und uns in die Zeit einschaltet. Damit wird das Herz entlastet und die Herztätigkeit im ausgleichenden Sinne reguliert.

Ausführung: Auf dem Rücken liegend drücken wir die parallel zum Körper ausgestreckten Arme auf den Fußboden, mit der Handfläche nach unten. Wir atmen ruhig und tief aus und heben langsam die gestreckten Beine vorsichtig so weit, bis sie senkrecht in die Höhe stehen. Ist dies erreicht, so heben wir auch den Rumpf, der in der Nierengegend mit beiden Händen abgestützt wird, soweit nach oben, bis er und die Füße in einer Linie senkrecht stehen. Wir atmen mit dem Bauch und verharren in dieser Haltung, bis wir fühlen, daß wir uns anstrengen. Dann gehen wir langsam zurück, mit dem Rumpf beginnend und mit gestreckten Beinen, und verbleiben noch kurze Zeit auf dem Boden liegend in ruhiger, gleichmäßiger Atmung, wodurch der Blutkreislauf in seine normale Bahn zurückkehrt. Bei der Übung darf nichts plötzlich und hastig gemacht werden, es würde dadurch möglicherweise das Herz geschädigt.

Schulterstand (Wiparita Karani)

Diese Übung kommt in der Wirkung der Kerzenstellung gleich, ist jedoch in der Ausführung leichter.

Ausführung: Auf dem Rücken liegend, Hände parallel zum Körper, heben wir ausatmend langsam die Beine. Die Hüften mit den Händen abstützend, werden die Beine schräg nach hinten übergeschlagen. Dadurch unterscheidet sich die Übung von der Kerzenstellung. Auch werden bei ihr nicht der Rumpf, sondern die Hüften mit den Händen abgestützt. Mit ruhiger Bauchatmung verbleiben wir in dieser Stellung, solange dies ohne Anstrengung möglich ist. Dann kehren wir langsam und beherrscht in die Rückenlage zurück und beruhigen uns mit sanfter und gleichzeitig konzentrierter Atmung.

Kopfstand (Sirschasana)

In der Wirkung ist diese Übung der Kerzenstellung ähnlich, jedoch werden die höchsten Gehirnzentren, die sich beim Durchschnittsmenschen noch in latentem, schlummerndem Zustand befinden, stärker ergriffen. Diese Zentren werden durch die Übung aktiviert (auch durch ergänzende Konzentrationsübungen). Dadurch gelangen wir in das Bewußtsein der in uns liegenden schöpferischen Kraft und unser Gedächtnis wird gestärkt und höhere geistige Fähigkeiten werden in uns erweckt.

Ausführung: In der Ausgangsstellung kniet man auf dem Boden und sitzt auf den Fersen. Die Hände werden zu einer Schale gefaltet, die Handrücken nach unten. Alsdann wird der Kopf gebeugt und etwa mit seiner oberen Mitte in die Schale gelegt. Die Ellenbogen befinden sich auf dem Boden, nicht zu weit nach außen. Nun wird der Rumpf gehoben und die Beine werden durchgestreckt. Nachdem das Gleichgewicht gefunden ist, strecken wir beide Beine senkrecht in die Höhe. Das kann eines nach dem anderen oder zusammen erfolgen. Wir bleiben in dieser Stellung, gleichmäßig und ruhig atmend, so lange, als dies ohne große Anstrengung möglich ist.

Der freistehende Kopfstand macht mitunter anfänglich Schwierigkeiten. In diesem Fall beginnen wir die Übung in der

Ecke eines Zimmers oder vor einem Diwan, wobei die senkrecht erhobenen Beine nötigenfalls etwas Anlehnung finden können.

In die Ausgangslage zurückkehrend, biegen wir die Beine ab und begeben uns wieder in die kniende Stellung, auf den Fersen sitzend. Auf diese Weise erleben wir für einige Minuten ein Gefühl der Ruhe. Auf keinen Fall dürfen wir aus dem Kopfstand umfallen oder andere plötzliche Bewegungen machen.

Transmutation (Odschas).

Diese Übung ist die wichtigste und wirksamste zur Umwandlung der sexuellen Kraft. Ich sitze in Padmasana (Lotussitz), atme mit vollkommener Yogi-Atmung, und mit aktivierter Imaginationskraft stelle ich mir vor, daß *ich selbst* – also mein Bewußtsein, mein geistiges Ich – bei jeder Einatmung in das Steißbein hinuntersteige und von dort mit langsamer Ausatmung im Rückgrat langsam aufsteige, das heißt, daß ich ganz selbstbewußt langsam hinaufgehe bis zum Scheitel, wo sich der Sahasrara Tschakra befindet. Die Beschreibung dieser Übung ist sehr einfach, dennoch können wir damit jeden Reiz aus den Geschlechtsdrüsen in die höheren Zentren lenken und die sexuelle Kraft dort als schöpferische Kraft aufspeichern – vorausgesetzt, wir machen diese Übung richtig. Sie ist also die allerwichtigste Umwandlungsübung, denn sie hilft uns, die sexuelle Kraft in die höheren Zentren *hinaufzuführen*, um sie durch diese Zentren in ihrer umgewandelten Form als schöpferisch-magische Kraft zu offenbaren und zu verwenden.

Zunächst haben wir mit Hilfe der sexuellen Kraft die Widerstandskraft der Organe, in denen die schöpferische Kraft bisher schlummerte, so stark zu steigern, daß die letztere aus ihrem latenten Zustand austreten und aktiv werden kann. Sie offenbart sich *nicht mehr* als sexuelle, sondern als geistig-magische Kraft. Dann kommt es darauf an, die nächste Übung zu lernen: die geistige Kraft, *die ich selbst bin,* in meinem Körper überall hinzulenken, das heißt mit meinem Ich überall hineinzugehen und mich in den ganzen Körper hineinzustrahlen. Denn es ist nicht genug, die sexuelle Kraft, die mein eigenes materialisiertes Selbst ist, umzuwandeln und gleichzeitig in die höheren Zentren hinaufzuführen, sondern unser höchstes Ziel ist, mit Hilfe derselben höheren Nervenzentren die Lebensenergie als magische Kraft auszustrahlen und zu verwenden. Es ist nicht genug, den Stein der Weisen herzustellen. Man muß wissen, *wie* und *wozu* man ihn verwenden kann. Vergeblich haben wir einen Zauberstab in unserem Besitz; wenn wir ihn nicht *gebrauchen,* so sind wir keine Magier.

Diese Übung ist eigentlich sehr einfach. Sie ist nichts anderes als eine von der schöpferisch-magischen Kraft begleitete und dadurch magisch-lebendige, lebenspendend gewordene *Bewußtseinslenkung*. Wodurch ist sie magisch-lebendig und lebenspendend geworden? – Dadurch, daß *ich selbst,* bewußt, diese Kraft geworden *bin. Das Ich ist das Leben, und wo* ICH *bewußt da* BIN, *dort ist auch das* LEBEN. *Wo ich bewußt hineingehe, wird alles lebendig und lebenspendend.* Wenn jemand über diese zwei Sätze nachdenkt und sie richtig versteht, kennt er alle Geheimnisse des Lebens und des Todes.

Die *Ausführung* der Übung geschieht folgendermaßen: Man atmet mit vollkommener Yogi-Atmung ganz tief ein, man zieht die Luft ganz bewußt bis zu den Lungenspitzen ein. Dann lenkt man mit der Ausatmung – die langsam und mit Widerstand etwas zurückgehalten werden muß – das Bewußtsein zuerst in beide Fußspitzen, das heißt, *ich selbst gehe mit meinem Ich dorthin.* Man wird genau fühlen, wie ein Strom in den Füßen entsteht und dort eine anfänglich warme, später, wenn wir geübter sind, eine feurige Hitze, ein heißes Prickeln entsteht. Wir üben in dieser Weise am Anfang etwa 5 bis 10 Minuten, später können wir es auch länger machen, denn schaden kann diese Übung auf keinen Fall. Auf die Uhr brauchen wir nicht zu schauen. Wenn wir die Übung machen, werden wir genau fühlen, wann unsere Konzentration allmählich schwächer wird, und dann können wir damit aufhören. Ohne vollkommene Konzentration, das heißt wenn wir selbst nicht vollkommen dabei sind, nützt diese Übung auf keinen Fall etwas. Das beste ist, sie auf dem Rücken liegend auszuführen, so daß die Blutzirkulation überall gleichmäßig im Körper kreisen kann. Mit der Zeit wird man fühlen, wie die Füße mit den höheren Frequenzen des konzentrierten Bewußtseins aufgeladen wurden und wie prickelnde Wärme im Körper *allmählich höher steigt.* Demgemäß können wir dann auch unser Bewußtsein und damit die Bestrahlung höherbringen und die Beine mit höherer Lebensenergie aufladen. Dann können wir mit den Händen anfangen, zuerst die rechte Hand, dann die linke, dann beide Hände gleichzeitig zu bestrahlen, bis wir auch hier die Wärme und das Prickeln wahrnehmen. Dann kann man den ganzen Rumpf, den Körper von innen aus bestrahlen, so daß man im ganzen Körper eine gesteigerte Lebensenergie wie eine prickelnde Wärme, ja sogar wie Hitze fühlt. Man wird im ganzen Körper *wach!* Der Körper empfängt diese Bestrahlung wie eine offene

Schale und fängt an, viel intensiver zu *leben!* Der ganze Körper, von den Fußspitzen bis zum Scheitel, bis zu den Fingerspitzen, fängt an zu leben, überall wach zu sein, so intensiv, so lebendig, daß man das Gefühl hat, er sei mit Licht, mit ganz intensiven Lichtstrahlen erfüllt.

Das ist kein leeres Gefühl. Es entspricht der Tatsache, daß wir mit dieser Übung einen aus Licht gewobenen ätherischen Körper entwickeln. Manche Mystiker nennen diesen unsichtbaren Lichtkörper »Diamantenkörper«. Die Bibel beschreibt ihn in den Evangelien. Christus zeigte sich auf dem Berg Tabor seinen drei Jüngern in seinem »Verklärungsleib«: »Und nach sechs Tagen nahm Jesus zu sich Petrus und Jakobus und Johannes und führte sie beiseite auf einen hohen Berg; und ward verkläret vor ihnen und sein Angesicht leuchtete wie die Sonne, und seine Kleider wurden weiß wie ein Licht.« (Matth. 17, 1–8.) – »Und seine Kleider wurden hell und sehr weiß wie Schnee, daß sie kein Färber auf Erden kann so weiß machen.« (Markus 9, 2–3.)

Wie wir ein Stück »totes« Eisen durch Elektrizität oder durch einen anderen Magneten magnetisch – lebendig – machen können, so können wir mit dieser Übung den Körper des Menschen magnetisch, lebendig machen. Wie Magnetismus eine magische Kraft ist, so wird auch der Körper des Menschen fähig, die menschlich-magischen Fähigkeiten und Kräfte zu offenbaren und auszustrahlen. So erlangen wir die Herrschaft über die magisch-schöpferischen Energien. Das gelingt allerdings nur mit der umgewandelten sexuellen Kraft.

Wie die sexuelle Kraft einem neuen Lebewesen, einem Kinde, das Leben geben kann, so kann diese lebenspendende

Kraft *in uns* ein ganz neues Lebewesen erschaffen, die Lebenskraft eines neuen Lebewesens in unseren eigenen Körper hineinlenken. So wird aus dem alten sterblichen »Adam« der neue, auferstandene und unsterbliche »Christus-Mensch«. Aus der Kraft des höheren, gesteigerten Bewußtseins entsteht eine gesteigerte Lebenskraft, deren hohe Frequenzen keine Bakterien, keine Viren ertragen. Somit versteht man die Immunität der Gottmenschen gegen jede Krankheit. Auch wenn man noch kein Gottmensch geworden ist, kann man schon, je nach der eigenen Stufe, zuerst im kleinen, allmählich immer höher, immer geistiger, die gesteigerten Kräfte des konzentrierten Bewußtseins gebrauchen.

Wenn es im Körper irgendwo eine Störung gibt, können wir diese Bestrahlung ganz intensiv in diese Stelle hineinlenken. Und wir werden erstaunt erfahren, wie Schmerzen – oft ganz plötzlich – durch die hingelenkte Lebensenergie verschwinden, Katarrhe geheilt werden und andere Gesundheitsstörungen in Ordnung kommen. Die Frequenzen des Bewußtseins sind unvergleichlich höher als die sogenannten Kurzwellen, die Röntgen- oder Radiumstrahlen. Selbstverständlich ist auch die Wirkung unvergleichlich größer.

Wir können nicht nur in unserem eigenen Körper Wunderwirkungen hervorbringen, sondern diese hohen Frequenzen auch in andere Lebewesen hineinlenken, wenn wir in der Bewußtseinslenkung geübt sind. Damit schaffen wir im Körper dieser Lebewesen Ordnung. Bei diesem Punkt sträubt sich die Feder in der Hand. Wenn man daran denkt, wieviel Unfug mit diesen Dingen von unwissenden und niedrigstehenden, eitlen Menschen getrieben wird, dann sieht man ein, daß es besser ist, darüber zu schweigen. Es waren große Magier, wie zum Beispiel Mesmer, du Potet, Marquis Puységur und andere, die über diese Dinge offen gesprochen haben. Der Erfolg davon war und ist immer, daß unwissende Menschen beginnen, mit diesen Kräften zu spielen. Meistens aus Eitelkeit wollen sie Menschen, *die das gar nicht wünschen,* aggressiv »magnetisieren«. *Sie übertragen damit auf andere, leidende Menschen ihre eigene unreine Ausstrahlung, von der diese dann erst wirklich krank oder noch kränker werden als zuvor.* Also bleiben wir dabei, daß wir uns selbst eine erhöhte Lebensenergie schaffen und sie richtig lenken und gebrauchen lernen. Machen wir unseren Körper lebendig und – *wach!*

Ein Mensch, *der aus wahrem Wunsch nach* GOTT diese Übungen macht, wird solch neuartige innere Erfahrungen machen, ihm werden sich so verborgene Türen öffnen, daß er früher oder später, aus wahrer Liebe – und nicht aus Eitelkeit, um sich bewundern zu lassen – auch anderen wird helfen wollen und können. Auf dieser Stufe braucht er nicht mehr von anderen Menschen zu lernen, wie und wozu man die eigenen, höheren Ausstrahlungen verwenden und brauchen kann. Ignatius von Loyola oder Pater Barré oder Valentin Greatrakes haben auch von niemand gelernt, wie sie Besessene und andere schwerkranke Menschen heilen konnten. Darum reden wir darüber nicht weiter.

Üben wir also mit eisernem Willen und wir werden den Schlüssel zur Umwandlung der sexuellen Kraft in schöpferisch-göttliche Kräfte in die Hand bekommen.

Es wird aber nochmals empfohlen, während der Yoga-Übungen auf keinen Fall daran zu denken, daß wir üben, *weil* wir unsere sexuellen Drüsen beruhigen wollen, um ein enthaltsames Leben führen zu können. Denn der Teufel schläft nicht, und wenn wir unsere Gedanken auf die Geschlechtsorgane lenken, so werden sie von der Bewußtseinslenkung gereizt und geweckt. Denken wir also beim Yogaüben an Gesundheit, an Ruhe, an Gleichgewicht, besonders aber versuchen wir in uns das Gefühl der *Ganzheit* zu erwecken, zu erleben und zu verwirklichen. Versuchen wir in uns das Gefühl der vollkommenen Selbständigkeit zu erleben. Erwecken wir in uns die Sicherheit, daß wir in keiner Hinsicht eine Ergänzung brauchen, keine Hilfe von außen her benötigen, keine Liebe von anderen *erwarten,* sondern *geben,* daß wir alles – *alles* – in uns selbst haben und selbst sind. *Ich bin ein* GANZES!

Dieses Gefühl gibt uns unerschütterliche Selbstsicherheit, Furchtlosigkeit und Mut! Es wird daraus ein Seinszustand, den wir ohne Unterbrechung in uns tragen. Wir sind immer zufrieden, weil wir *alles* in uns haben. Dieser Zustand hilft uns am allermeisten gegen jeden sexuellen Wunsch. *Denn sexueller Wunsch entsteht aus einem Gefühl des Mangels, aus der Suche nach einer ergänzenden Hälfte, die uns fehlt, ohne die wir uns einsam und verlassen fühlen!* Wenn wir aber *alles* in uns gefunden haben, wenn wir ein *Ganzes* sind, was brauchen wir noch? Was fehlt uns noch?

Die gute allgemeine Wirkung der Hatha-Yoga-Übungen können wir noch mit körperlicher Arbeit unterstützen. Körperliche Arbeit hilft uns ebenso wie die Hatha-Yoga-Übungen die Gedanken und überflüssigen Blutzufluß von den sexuellen Organen abzulenken. Die sexuelle Kraft ist die Lebenskraft, die der Mensch für seinen Körper behalten kann. Ein gutes Hilfsmittel dazu ist körperliche Arbeit, neben den Yoga-Übungen auszuführen. Die Arbeit beschäftigt nicht nur den Körper und verteilt durch die Muskeln das Blut in ihm gleichmäßig, sondern nimmt auch den Verstand in Anspruch und läßt dadurch nicht zu, daß die Gedanken sich in eine unerwünschte Richtung schlängeln. Mönche und Nonnen sind außerhalb ihrer geistigen Beschäftigung im Haushalt, im Obst- und Gemüsegarten oder in den verschiedenen Werkstätten des Klosters tätig. Wir können auch andere körperliche Arbeit verrichten oder Sport betreiben. Nur kann es bei diesen rein körperlichen Beschäftigungen vorkommen, daß der Verstand immer wieder in unerwünschter Richtung abgleitet, während man Kartoffeln hackt, rudert, Tennis spielt oder was immer man tut. Man ist versucht immer wieder daran zu denken, daß man arbeitet, um die sexuellen Kräfte in andere Bahnen zu lenken, um jeden Blutzufluß in die sexuellen Organe zu verhindern. Damit werden wiederum alle Gedanken, das ganze Bewußtsein und infolgedessen der ganze Blutzufluß gerade in diese Organe gelenkt. Merkwürdigerweise macht man aber schon bei diesen ersten Ringkämpfen die sehr nützliche Erfahrung, daß nicht der Körper die sexuellen Wünsche verursacht, nicht der Körper einem keine Ruhe läßt, sondern *der Verstand!* Man könnte darauf antworten, daß der sexuelle Wunsch den Verstand aus dem Unterbewußten beeinflußt. Ja! aber nur so lange, als die sexuelle Kraft den Weg zu den höheren Nervenzentren nicht gefunden hat. Denn wenn man in der eigenen Erfahrung so weit gekommen ist, daß die sexuelle Kraft umgewandelt als schöpferische Kraft geoffenbart werden kann, dann ist sie eben nicht mehr in das Unterbewußte verdrängt und wirkt auch nicht mehr aus dem Unterbewußten als Gift. Auch dann kann man noch, wenn man will, die sexuelle Kraft in die Geschlechtsorgane zurückführen und sie als sexuelle Kraft ausleben, *mit Hilfe des Verstandes*. Der Verstand ist fähig, das Steuerrad dorthin zu drehen, wohin das Bewußtsein ihm befiehlt. Und schon am Anfang unseres Kampfes mit den schöpferischen Kräften können wir erfahren, was für eine große Aufgabe der Verstand auf unserem Weg zu Gott hat. Oh, diese gesegnete Schlange, die unsere Lebensenergie mit ihrem »Schlängeln« nicht nur nach unten, sondern ebenso nach oben, zu Gott führen kann – *wenn unser Bewußtsein der Herr über sie ist!*

Wir wissen sehr gut, daß sich im Pubertätsalter der Körper mit einer elementaren Kraft meldet. Die Lebensspannung ist hoch, und die sexuelle Kraft sehr stark. Darum kann auch der junge Mensch *im Pubertätsalter*, wenn er seine sexuelle Kraft beherrscht und sie in geistig-schöpferische Kraft umwandelt, *am schnellsten auf dem geistigen Weg Fortschritte machen und* Gott *erlangen!* Der junge Mensch hat das kalorienreichste Heizmaterial, um die höheren Zentren anheizen zu können! Wir sehen aber bei sexuell starken Tieren, daß die Sexualität eine viel kleinere Rolle in ihrem Leben spielt als bei den Menschen, die ihre sexuellen Reaktionen mit Hilfe des Verstandes vielfach noch vergrößern und anschwellen lassen. Was für eine ungeahnt große Rolle die mentale Einstellung im Hinblick auf die sexuellen Drüsen spielt, zeigen die Erfahrungen, die man in lebensgefährlichen Situationen machen kann.

Nach der Belagerung von Budapest im Jahre 1945 wurden viele Männer und Frauen von diesem furchtbaren Blutbad durch unbeschreibliche Todesangst impotent. Woher wußten die Geschlechtsorgane, daß der Mensch in seinem Bewußtsein, in seinem Verstand Todesangst trug? Woher weiß das Zeugungsorgan jedes Menschen und auch jedes Tieres, daß in Lebensgefahr keine Nachkommenschaft gezeugt werden darf? Die Naturwissenschaftler kennen die sich offenbarende hohe Weisheit der Natur bei Katastrophen sehr gut. Todesangst im Bewußtsein verursachte in Budapest bei sehr vielen Frauen ein Ausbleiben der Periode und bei Männern den Verlust der Zeugungsfähigkeit. Dagegen kennen wir den Fall eines Mannes, den ein gegnerischer weiblicher Soldat mit Gewalt erobern wollte und, da dieser dazu keinerlei Lust zeigte, mit dem Revolver dazu zu zwingen versuchte. Der Mann, der in dieser Zeit darüber sehr beunruhigt war, daß er seine Potenz scheinbar vollkommen verloren hatte – er war gar keiner körperlichen Offenbarung seiner Männlichkeit mehr fähig –, wurde, aus lauter Todesangst vor dem Revolver, trotz seiner Abneigung gegenüber der fremden, aggressiven Frau plötzlich fähig, deren Wunsch zu erfüllen. In diesem Falle hat die Todesangst genau das Gegenteil, also Potenz verursacht.

Wir könnten weitere Beispiele aufzählen, die beweisen, wie die Mentalität eines Menschen sich auf die sexuellen Organe, folglich auch auf die sexuellen Wünsche auswirkt. Wie aber die Natur auch mit Widerstand reagieren kann – das Grundprinzip der Homöopathie! –, beweist ein anderer Fall. Ein Mann, schon seit Jahren impotent, nahm sich vor, diesen Zustand wenigstens auszunützen, um »heilig« zu werden, da er sowieso »enthaltsam« leben mußte. Merkwürdigerweise reagierte sein Körper in dem Augenblick, als er diesen Entschluß faßte, mit einer bisher ungeahnten Potenz! Das Hindernis lag also auch in diesem Falle nicht im Körper, sondern in der Mentalität, in der Denkungsart.

Gleich am Anfang des enthaltsamen Lebens entdecken wir also ganz bewußt die unvorstellbar wirksame Macht des Verstandes und des Gedankens! Und damit haben wir die erste große Entdeckung gemacht und am eigenen Leibe erlebt. Der erste, allerschwerste Schritt wurde getan!

Man kann also die Kräfte aus den sexuellen Organen mit körperlicher Arbeit ablenken, aber wirkungsvoll ist dies nur dann, wenn wir parallel damit den Erzfeind – die Urschlange: den Verstand, die Gedanken – ablenken, verstummen lassen, solange wir nicht Herr über die sexuelle Kraft geworden sind. Das geht am besten, wenn wir den Verstand mit etwas anderem beschäftigen. »Zwei Dinge können gleichzeitig an ein und demselben Ort nicht sein«, so müssen wir also aus dem Verstand alle sexuellen Gedanken *mit anderen Gedanken verdrängen.*

Es wurde gesagt, daß man kein enthaltsames Leben anfangen soll, solange die sexuellen Wünsche von dem Menschen nicht von selbst, wie eine reife Hülle abfallen. Hier taucht nun die Frage auf: Wenn aber doch ein Kampf noch nötig ist, warum soll man ihn dann trotzdem aufnehmen?

Erstens: Ein »Soll«, ein »Muß« gibt es nicht. Wir geben diese Ratschläge nur für Menschen, die Yoga üben wollen, um möglichst schnell vorwärtszukommen, weil sie den *unauslöschlichen Wunsch nach* GOTT in sich tragen. Aber wir dürfen eines nicht vergessen: Ein Mensch, der in seinem inneren Wesen schon so weit ist, daß er aus *innerer Überzeugung* die Sexualität aufgeben und die sexuelle Kraft nur als Brennmaterial zur

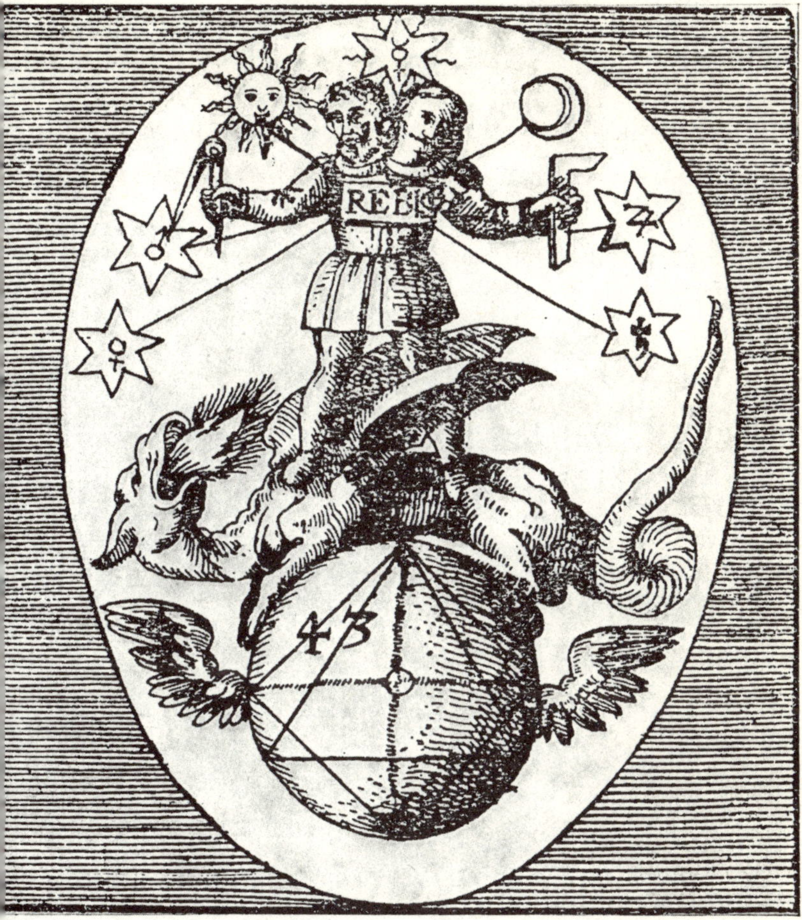

Rosenkreuzer nannten den Menschen, der Allbewußtsein erlangte, also die beiden
e in sich bewußt gemacht hat, »Hermaphrodit« — zusammengesetzt aus Hermes
Aphrodite — und stellten ihn mit zwei Köpfen dar. Er beherrscht die sexuelle
ıft, den Drachen, den »Herrn dieser Welt«, er steht auf ihm, während der Drache
Erde beherrscht. Der allbewußte Mensch gebraucht das Feuer des Drachens, um
e höheren Nerven- und Gehirnzentren anzuheizen und in Aktivität zu erhalten.

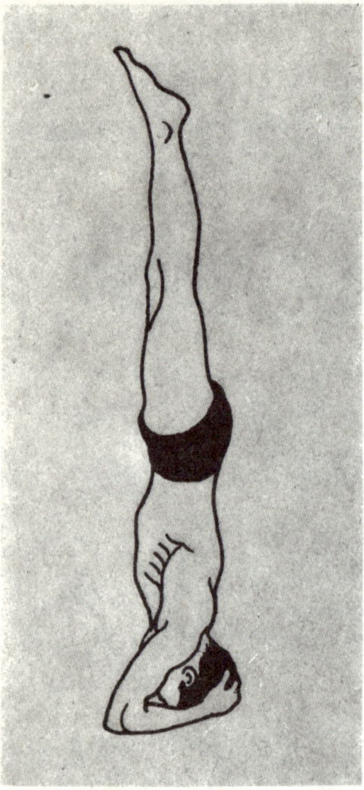

Kopfstand (s. Kapitel Praxis)

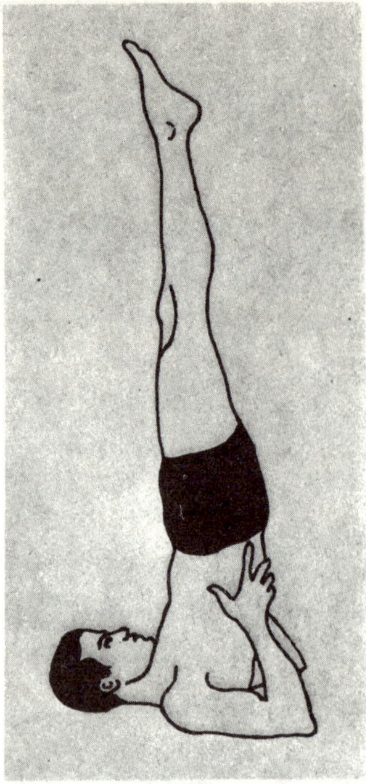

Kerzenstellung (s. Kap. Praxis)

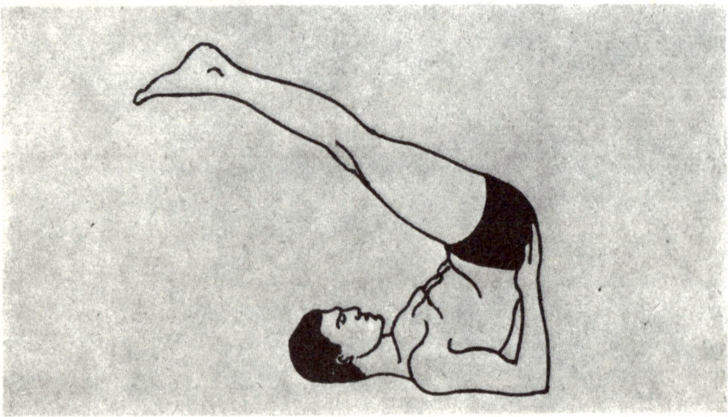

Schulterstand (s. Kapitel Praxis)

Anheizung seiner höheren Nerven- und Gehirnzentren gebrauchen will (wir möchten das etwa mit der Anheizung der Radiolampen durch elektrischen Strom vergleichen!), hat immer noch »ein Tier in sich«, wie Paracelsus es ausdrückt. Auch dann hat dieser Mensch einen Körper und in diesem die Drüsen, die an eine regelmäßige sexuelle Befriedigung gewöhnt waren. Und da die Drüsen nicht verstehen können, warum ihr Besitzer plötzlich enthaltsam leben will, verlangen sie weiter die Entladung von ihrer, von der aufgespeicherten sexuellen Kraft verursachten Spannung. Die Natur ist aber sehr elastisch! Und so, wie die Drüsen sich an eine regelmäßige Entladung gewöhnt haben, ebenso kann man ihnen diese allmählich mit Hilfe des vom Bewußtsein beherrschten Verstandes und mit Hilfe der geeigneten Yoga-Übungen abgewöhnen. Es braucht natürlich Zeit, bei manchen kürzere, bei anderen längere, bis der Mensch – ob Mann oder Frau – seine Drüsen umstellen und seinen Willen auch im Körper durchsetzen kann. Er wird dabei lernen, wie er sich aus dem Sklaventum des Körpers befreien und Herrscher im eigenen Haus sein kann. Da helfen ihm die schon erwähnten geistigen und körperlichen Yoga-Übungen, die miteinander eng verbunden sind, und – *schöpferische Tätigkeit!* Denn die höheren Zentren kann man nur öffnen, *wenn man ihnen die Möglichkeit gibt, die schöpferische Kraft ausströmen zu lassen.*

Die Übungen, die dem Menschen zur Umwandlung seiner Kräfte helfen, sind hauptsächlich geistiger Natur. Die körperlichen Übungen helfen, die schöpferische Kraft in die höheren Zentren *hinaufzuleiten,* die geistigen hingegen, die schöpferische Kraft zu *gebrauchen.* Man muß lernen, wie man die

Gedanken und den Verstand beherrscht und dorthin lenkt, wohin man will. Man muß lernen, *darüber nachzudenken, worüber* man nachdenken *will,* und nicht darüber, was die Gedanken irgendwoher an unseren Verstand heranbringen und uns darüber nachzudenken zwingen. Wieviel wird darüber geredet und wie wenige, sogar eifrig Yoga-Übende, nehmen sich die Mühe, das zu versuchen und in die Tat umzusetzen. Die meisten erwarten von den körperlichen Yoga-Übungen, daß sie sich besser, *ohne eigene innere Anstrengung,* konzentrieren können. Es ist genau umgekehrt: Wir können die körperlichen Yoga-Übungen nur dann richtig und wirkungsvoll ausführen, wenn wir uns dabei mit aller Aufmerksamkeit nach innen konzentrieren. *Konzentration der Gedanken kann man einzig und allein dadurch erlernen, daß man sich eben konzentriert! Es gibt keine magischen Zaubermittel, durch welche bequeme Menschen sich ohne eigene, innere Mühe konzentrieren könnten!* Durch körperliche Yoga-Übungen kann man bewirken, daß die Gehirnzentren mehr Blutversorgung bekommen und dadurch kräftiger, lebendiger werden, uns also besser gehorchen und dienen. *Aber gehorchen können die Gehirnzentren nur dann, wenn etwas da ist, das den Gehirnzentren befiehlt und sie richtig gebraucht.* Und dieses »Etwas« sind wieder nur *wir selbst!* Wer und was sonst? Also befehlen wir unseren Gehirnzentren, senden wir viel Kraft in unseren Kopf und denken wir *das* und *so, wie wir es wollen* und *nicht wie die Gedanken es wollen.* Und dazu können wir die umgewandelte sexuelle Kraft nehmen, die wir nicht ausgegeben, sondern für uns behalten haben. Natürlich kann man die Konzentrationsfähigkeit auch ohne enthaltsame Lebensweise steigern und hohe geistige Stufen erreichen. Aber das

Resultat tritt unvergleichlich schneller ein, und die Wirkung ist auffallend stärker, wenn man das Lebensfeuer ganz für sich behält. Die sexuelle Kraft ist eine Offenbarungsform *meines eigenen Selbst – ich* bin es, wenn auch unbewußt. Wir werden also verstehen, daß, wenn ich die sexuelle Kraft – also *mich selbst* – nicht durch den Körper ausgebe, sondern sie in mir und für mich behalte, ich dadurch *mich selbst* stärke, also meine *Willenskraft* und meine *magische, suggestive Ausstrahlung*. Ich kann also viel mehr *ich selbst sein*.

Wir müssen unsere innere Einstellung gegenüber dem Körper festigen. Wenn die Drüsen gereizt sind und sie auf den Projektionsschirm des Bewußtseins sexuelle Phantasiebilder und sexuelle Wünsche projizieren, dann läßt man sich nicht gehen, sondern fragt sich: »Wer ist stärker: *ich* oder der sexuelle Wunsch meines Körpers? – Selbstverständlich: ICH!« und man beschäftigt sich sofort sehr intensiv mit irgend etwas anderem, das unsere Aufmerksamkeit fesselt. Wir haben gelernt, daß an ein und demselben Platz zwei Dinge nicht gleichzeitig sein können, und wir müssen aus dem Verstand alle sexuellen Gedanken mit anderen Gedanken hinausdrängen. Und – da kommt die Überraschung! – der Körper gehorcht, und die sexuellen Wünsche schweigen! Ob man dann spazierengeht und den Flug der Vögel beobachtet, ob man angeln geht und sich mit aller Aufmerksamkeit darauf konzentriert, wann ein Fisch anbeißt, ob man zu Hause bleibt und Yoga übt oder ein interessantes Buch liest, ob man Klavier oder andere Musikinstrumente spielt, ob man Gartenarbeit macht oder seinen Hund dressiert oder ganz einfach seine tägliche Arbeit verrichtet ... das ist vollkommen individuell. Jeden Menschen interessiert etwas anderes, jeder Mensch hat ein anderes Schicksal. Das muß und kann nur jeder selbst in sich fühlen, wozu er Talent, Lust und Möglichkeit hat und was ihn so stark interessiert, daß er dabei sexuelle Wünsche vergißt. Es ist einerlei, womit wir unsere Aufmerksamkeit von den sexuellen Wünschen ablenken, Hauptsache ist, *daß wir sie ablenken!*

Und wie reagiert der Körper auf dieser Stufe? Solange wir in einer schöpferischen Tätigkeit völlig aufgehen, reagiert der Körper überhaupt nicht. Er genießt es mit höheren Frequenzen aufgeladen zu werden, wodurch er gesünder wird und an dem erleuchteten Zustand des Ich teilnimmt. Es kann vorkommen, daß der Körper sich nach Beendigung einer zusammenhängenden Arbeit und einigen Tagen darauffolgender Ruhe zuerst im Schlaf mit erotischen Träumen, dann aber auch im Wachzustand meldet. Offensichtlich ist man also noch nicht auf der Stufe, auf der man den Körper, das heißt den Lebensstrom, immer bewußt lenken kann. So übt man weiterhin die speziellen Yoga-Übungen und fängt wieder an, mit voller Kraft und Konzentration zu arbeiten.

Wenn ein Mensch seine Kräfte in schöpferischer Arbeit gebrauchen kann und dennoch mit dem Körper unerträgliche Schwierigkeiten haben sollte, so raten wir ihm, seinen Körper mit einem normalen sexuellen Leben zur Ruhe zu bringen. Der Körper wünscht allerdings die sexuelle Befriedigung viel seltener, als Menschen denken, die ihre Drüsen nicht in Ruhe lassen, sondern sie mit scharf gewürzten Speisen und erregenden Getränken, mit erotischer Lektüre, Filmen und anderen Reizmitteln aufpeitschen. Damit werden die Drüsen nur überfordert, vorzeitig geschwächt und zum Altern verurteilt. Bei den Tieren können wir sehen, wie selten die Natur sexuellen Verkehr wünscht.

Es hängt alles davon ab, *was* wir wünschen. Der Wunsch ist die allerhöchste Kraft und bringt uns genau dorthin, wohin wir zu gelangen wünschen – wohin zu gelangen wir *mit unserem ganzen Wesen* wünschen!

In diesem Zusammenhang empfehlen wir etwas im besonderen: beten wir nicht zu Gott, daß Er uns den sexuellen Drang zu besiegen hilft! Vergessen wir nicht, daß Gott in uns wohnt, hinter unserem menschlichen Bewußtsein in dem großen *Unbewußten* und Er selbst – Gott – uns auf dem Wege der Entwicklung vorwärtsbringen will. Er hilft also sowieso – meistens zwingt Er uns sogar – viel mehr, als der unbewußte Mensch es ahnt, denn Gott *selbst will in uns und durch uns bewußt werden.*

Damit aber, daß wir darum beten, daß Gott uns unsere sexuellen Wünsche nimmt (wie es leider viele tun, abgesehen davon, daß so etwas kindisch ist), konzentrieren wir uns wieder auf die Sexualität, richten den Verstand von neuem auf die sexuellen Organe – und der Teufel ist wieder los! Betteln wir nicht zu Gott, daß er uns unsere sexuellen Wünsche zu besiegen helfe, sondern *helfen wir uns selbst!* Wer den allerhöchsten göttlichen Grad erreichen will und sich so stark und tief nach Gott sehnt, daß er sich für nichts anderes interessiert, den bringt sein starker Wunsch auf den Weg, auf dem er sich ohne Qualen von den sexuellen Gedanken und Wünschen ablenken und mit ruhigen Nerven der Umwandlung seiner Kräfte widmen kann, ohne um Hilfe zu betteln. Sollte aber jemand, der sich schon auf einer höheren Stufe befindet, hie und da seinem sexuellen Drang nachgeben, ist das weder eine Schande noch eine Sünde! Er ist noch immer ein Mensch aus Fleisch und Blut, und niemand hat ihm verboten, sich sexuell auszuleben. Und ebendeshalb durfte er am Anfang seines Weges kein Gelübde tun, damit er sich nachher nicht zu schämen hat, wenn er sich einmal doch erlaubt, seinen sexuellen Wünschen nachzugeben. Scham, nicht weil er sich sexuell ausgelebt, sondern *sein Gelübde gebrochen* hat. Was geschehen ist, ist geschehen, und wenn er einmal würdig, aus einer wahren Liebe, mit einer inneren Hingabe und einem gesunden körperlichen Wunsch mit seiner Geliebten eine körperliche Einheit erlebt hat, darf er sich auf keinen Fall als einen schwachen, gefallenen und sündigen Menschen betrachten. Wozu auch? GOTT hat uns keine Barriere errichtet und schreibt uns nicht vor, daß wir ein enthaltsames Leben führen *müssen*. Schreiben wir uns also auch nichts vor, sondern fragen wir uns, was wir haben wollen. Und wenn der Wunsch nach Freiheit größer ist als die Macht des Körpers, dann *tun wir aus freiem Willen, was wir tun!*

Wir üben also weiter. Eines Tages erreichen wir dann, daß die Drüsen sich durch andauernde Gedankenablenkung beruhigt haben und uns in Ruhe lassen. Wir können auf dem Weg der geistigen Entwicklung weiterwandern! Für Männer ist dieser Punkt eine neue Prüfung. Denn der Mann fühlt, wenn auch unbewußt, daß die sexuelle Kraft für die eigene Person viel größere Bedeutung hat als das Zeugen einer neuen Generation. Man fühlt tief im innersten Wesen, daß die sexuelle Kraft das Wesen des Menschen ist. Daraus erklärt sich, warum die Männer – schon in der Kindheit – ihr Geschlechtsorgan, das sie mit der sexuellen Kraft identifizieren, mit peinlicher

Sorgfalt hüten und vor jeder nur möglichen Gefahr schützen. Sie haben das ganz richtige Gefühl, daß etwas Unwiderrufliches, Furchtbares geschieht, wenn sie das Organ ihrer Männlichkeit und damit ihre Potenz verlieren würden. Der Mann fühlt instinktiv, daß *er selbst durch den Verlust seiner sexuellen Kraft in der materiellen Offenbarung* vernichtet würde.

Um diese Prüfung verständlich zu machen, erzählen wir eine charakteristische Begebenheit: Wir hatten einen sehr wertvollen, geistig hochstehenden Freund, einen Mönch, der deshalb Mönch wurde, um sein ganzes Leben bewußt und aufrichtig der Suche nach Gott widmen zu können. Er war ein kräftiger Mann und voll Temperament. Nächte hindurch konnte er nicht schlafen, weil der Körper ihm keine Ruhe ließ. Er tat alles, was ihm hätte helfen können, aber anscheinend war die Zeit des Teufels noch nicht abgelaufen. Doch eines Tages kam er sichtlich verzweifelt zu uns: »Denken Sie«, sagte er, »plötzlich kann ich sehr gut schlafen, ich kann mich ungestört auf meine Arbeit konzentrieren, mein Körper reagiert nicht mehr, er läßt mich vollkommen in Ruhe. Um Gottes willen, glauben Sie, daß ich plötzlich impotent geworden bin?« Ich mußte laut lachen: »Hören Sie«, sagte ich zu ihm, »Sie üben seit langer Zeit mit großem Kraftaufwand, um ihre Drüsen zu beruhigen, damit Sie sich ungehindert Ihren geistigen Fortschritten widmen können. Und jetzt, da Ihre Bemühungen, die sexuelle Kraft in höhere Zentren zu führen, mit Erfolg gekrönt sind, sind Sie erschrocken, daß Ihnen gelungen ist, was Sie mit aller Sehnsucht suchten und wollten? Beruhigen Sie sich, Sie sind nicht impotent geworden, im Gegenteil. Sie sind nahegekommen, die Quelle aller Potenz zu werden.«

So ist der Mensch – sogar ein solch entschlossener, starker Charakter wie unser Freund, der Mönch! Das sind die »Kinderkrankheiten«, die der Mensch durchstehen muß, bevor er Erfahrungen gesammelt hat, wenn er nicht schon als ein »Gesalbter« – ein »Auserwählter« – geboren wurde. Und es ist keine Schande, Kinderkrankheiten zu bekommen. »Eng, steil und holprig ist der Pfad, der in das Himmelreich führt«, sagte Christus, und er wußte, warum er das sagte. Er kämpfte auch für das Himmelreich und fastete vierzig Tage in der Wüste, und gerade dann, als er aus Jesus von Nazareth zu Christus wurde, hat ihn der Teufel am stärksten versucht. Der »Teufel« schont natürlich auch uns nicht, aber wir müssen das große Beispiel vor Augen haben und wissen, daß *der Sieg möglich ist!*

Es kommt natürlich auch dann, wenn wir die Stufe erreicht haben, daß unsere Drüsen uns in Ruhe lassen, vor, daß sie zum Beispiel bei Südwind wieder erwachen und uns erotische Gedanken projizieren. Dann üben wir die Yoga-Übungen und beschäftigen uns weiter mit körperlicher und geistiger Arbeit, die uns wieder und wieder – und auch immer wirksamer – helfen und beruhigen. Auch wenn sich die Türen zu den höheren Zentren vor der sexuellen Kraft geöffnet haben, strömt sie noch eine Zeitlang immer wieder zu ihrem niedrigsten Offenbarungsausgang, wo sie sich als körperlich-sexuelle Kraft manifestiert. Der früher einmal breit und bequem gemachte Weg lockt und zieht den Lebensstrom noch immer an sich.

Die nächste Stufe gibt uns schon viel mehr Freude. Wir kämpfen nicht mehr nur darum, die Geschlechtsorgane zu beruhigen und die Gedanken unter unsere Herrschaft zu bringen, sondern wir beginnen, die von den Geschlechtsorganen weggelenkten sexuellen Kräfte umgewandelt, *als geistige Kräfte,* zu gebrauchen. Der erste große Schritt wurde getan – die bisher verschlossenen Türen zu den höheren Offenbarungszentren wurden geöffnet. Wie können wir diese geistigen Kräfte nun anwenden?

Da fällt einem unwillkürlich die große Weisheit ein, die in einem Walt-Disney-Film ein Uhu dem Magier zum Ausdruck bringt, als dieser einem Kind erklären will, welche Federn ein Vogel gebraucht, um sich von der Erde zu erheben, und mit welchen Federn er seine Flügel oben weiterbewegt. Der Uhu hört eine Weile zu und sagt dann verärgert und mit großer Verachtung: »Was erklärst du da, wie man fliegen *lernen* soll. Man lernt eben fliegen, indem man *fliegt!*« Wie weise, wie richtig! Man lernt auch die sexuelle Kraft umzuwandeln, indem man sie eben umwandelt. – Bedenken wir gut: Was bedeutet es, die sexuellen Kräfte in geistige Kräfte umzuwandeln? Gibt es in den Menschen einen Apparat, in dem wir die Schwingungen, die Frequenzen der Kräfte umwandeln und in andere Offenbarungsformen verändern können? Ja! Es gibt sogar mehrere. Das sind die Tschakras, die nicht nur ausstrahlen, sondern auch als Transformatoren funktionieren. Das weiß man aber nur mit dem Verstand. Wenn ich die Nervenzentren, die der Sitz der Tschakras sind, in Gebrauch nehme, erlebe ich die verschiedenen Schwingungen nicht als »Schwingung« oder »Frequenz«, sondern unmittelbar als bewußte Seinszustände. Ich nehme als Beispiel die Ohren, das heißt die Ohrennerven, die alle Schwingungen der Töne aufnehmen und meinem Bewußtsein mitteilen. Obwohl ich mit meinem Verstand gelernt habe und weiß, daß die Töne Schwingungen sind und die verschiedenen Töne verschiedene Schwingungszahlen haben, wird sie mein

Bewußtsein nicht als verschiedene Schwingungen wahrnehmen, sondern ich werde sie als verschiedene *Töne* ganz einfach *hören!* Und ich werde nicht wahrnehmen können, mit wie vielen Schwingungen der eine Ton *mehr* oder *weniger* als der andere vibriert, sondern ich werde sie als *tiefere* und *höhere* Töne *hören!*

So ist es mit der schöpferischen Kraft. In ihren niedrigeren Schwingungen werde ich nicht wahrnehmen können, wie sie *vibrieren,* sondern ich werde sie *in meinem Körper* als sexuellen Drang fühlen und wahrnehmen. In ihren höheren Schwingungen – in meiner Seele – werde ich sie als Liebe, als seelischen Drang nach Einheit fühlen. Noch höher als Drang nach schöpferischer Offenbarung, als Talente, als Intuition und schöpferische Ideen. In ihren allerhöchsten Frequenzen werde ich sie als ein rein geistiger Seinszustand – als Ich bin – *sein!*

Ebenso wie die Ohren und die Ohrennerven mich befähigen, die Töne zu hören, so daß ich die Töne, nicht aber die Ohren und Ohrennerven wahrnehme, so nehme ich die schöpferische Kraft mit den verschiedenen Offenbarungsorganen und mit den Tschakras als sexuellen Drang, als Gefühle und als unmittelbare Seinszustände wahr. Ich spüre von der Aktivierung der höheren Nerven- und Gehirnzentren nur so viel, daß ich plötzlich intuitiv werde, daß ich schöpferische Ideen habe und zu schöpferischer Arbeit Lust bekomme, daß sich bei mir ungeahnte Talente offenbaren, daß meine Willenskraft und Konzentrationsfähigkeit auffallend gesteigert werden, daß ich selbstsicher werde und an der Wirkung, die ich auf meine Mitmenschen ausübe, bemerke, daß ich suggestiv und infolgedessen Mittelpunkt geworden bin. Ich darf also nicht erwarten, daß die Tschakras und deren Sitz, die höheren Nerven- und Gehirnzentren, sich durch irgendwelche Gefühle oder durch andere Zeichen melden, wenn sie in Aktion treten. Ich nehme die Ohren, die Ohrennerven und auch andere Sinnesorgane ebenso wie die höheren Nerven- und Gehirnzentren und die Tschakras nur dann wahr, wenn diese nicht ganz in Ordnung sind und vielleicht schmerzen. Solange sie gesund arbeiten, bemerke ich nicht, daß sie existieren.

Die Schwingungs- oder Frequenzunterschiede werde ich ebensowenig abzählen können, wie meine Ohren – damit wir bei unserem Beispiel bleiben – die Schwingungsunterschiede der Töne nicht abzählen, sondern meinem Bewußtsein als tiefere oder höhere Töne übermitteln, die ich dann einfach *höre*. Ich werde die Frequenzunterschiede der verschiedenen Formen der schöpferischen Kraft nur als verschiedene Bewußtseinszustände unmittelbar fühlen, erleben oder, in der höchsten Form, *sein!* Und wenn ich diese Offenbarungsformen als *niedrigere* oder *höhere* bezeichne, tue ich das aus demselben Grunde, aus dem ich einen Ton als *tieferen* oder *höheren* Ton bezeichne, weil ich diesen *so* – tiefer oder höher – *höre!* Wenn man erklärt, was ein Ton ist, dann können wir so eingehend wie möglich die Schwingungen und Schwingungszahlen der Töne beschreiben, trotzdem werden wir einem Wesen, das keine Ohren hat, nicht im entferntesten klarmachen können, *wie* man einen Ton *hört*, oder was es überhaupt bedeutet, daß man etwas *hört!* Noch weniger würde ich erklären können, daß ein Ton »tiefer« oder »höher« sein kann, und am allerwenigsten, was zum Beispiel der Unterschied zwischen dem Ton einer Flöte, einer Geige oder einer Orgel ist! Wenn dieses Wesen einmal versuchen würde zu hören – und ihm dies gelänge –, dann wird es aus eigener Erfahrung augenblicklich, unmittelbar und ohne weitere Erklärungen zu brauchen, *hören!*

Noch ein weiteres Beispiel: Einem Menschen, der noch nie Kastanien gegessen hat, kann man nicht erklären, wie der Geschmack einer Kastanie ist, selbst wenn man die Frequenzen und Schwingungszahlen dieses Geschmackes wissenschaftlich vollkommen beschreiben, ja sogar darüber Bücher schreiben könnte. Dieser Mensch wird vom Geschmack der Kastanien so lange keine Ahnung haben, bis er nicht selbst eine Kastanie gekostet hat. Alles, was wir im Kopf haben, ist nur *draußen* und ist kein *bewußter Seinszustand.* Ich *bin* es *nicht!* Der Geschmack der Kastanie wird erst ein bewußter Seinszustand, wenn man sie mit der Zunge kostet, sie erlebt und so identisch mit der Kastanie wird. Die Zunge und alle anderen Sinnesorgane können mir ihre Wahrnehmungen als Bewußtseinszustand übermitteln, *der Kopf, der Verstand kann das nie!* Man sieht wie schwierig es ist über die Umwandlung der schöpferischen Kräfte Erklärungen zu geben! Mit dem Verstand erklärt man absolut vergeblich. Das Wesen der Dinge *kann man nur durch unmittelbares Erleben kennenlernen.* Ich kann durch den Verstand nichts *erleben,* weil er eben unfähig ist, etwas zu *sein!* Wenn jemand diese Dinge richtig verstanden hat und erleben will, so muß er sie aus seinem Verstand in sein Wesen als Seinszustand übertragen und durch eigene unmittelbare Erfahrung erleben, sie zu *sein.* Er wird dann erfahren, selbst zum Geschmack der Kasanie zu werden, wenn er sie schmeckt und in sich ihren Geschmack erlebt.

Über die Umwandlung der sexuellen Kraft kann man auch nur insoweit Erklärungen geben, als man zeigt, wie man es *tut.* Dann wird man alle diese Dinge *unmittelbar erleben* und *ver-*

stehen! Solange man sich nicht bemüht, wird man nie verstehen können, was die *Glückseligkeit,* was die *Erfüllung,* was die absolute *Zufriedenheit* und *Selbstsicherheit* ist, die man als bewußten Seinszustand erlebt, wenn man fähig geworden ist, die schöpferische Kraft aus ihrer sexuellen in ihre höhere Form umzuwandeln und man sagen kann, daß *ich es bin.* Wie kann eine Minerallösung wissen und verstehen, was vor sich geht, wenn sie sich kristallisiert? Die Moleküle reihen sich automatisch in eine Kristallform ein, in ein Kristallgitter, das *nur* diese Minerallösung allein hervorbringen kann, weil *sie es ist!*

So wird ein jeder von uns nur *das* sein können, was er ist, und das kann man im voraus nicht erklären, weil ein jeder eine individuelle Offenbarungsform GOTTES, also verschieden von dem anderen ist. Wie die Minerallösung begonnen hat, etwas zu tun, und nichts anderes tun konnte, als sie selbst, das sich charakterisierende eigene Selbst zu werden – *zu sein* – und ihr Wesen kristallisiert zu offenbaren, so müssen auch wir etwas *tun,* und werden auch nicht fähig sein, etwas anderes zu tun, als *wir selbst zu werden* und *uns selbst kristallisiert zu offenbaren!* Dadurch werden wir das Geheimnis der schöpferischen Kraft unmittelbar erleben und durch SEIN verstehen! Nur diejenigen, die es schon verstehen, weil sie es schon *sind,* können Ratschläge geben. Zu *sein* muß jeder aus eigener Erfahrung und durch eigene Erlebnisse selbst fähig werden.

Wie fangen wir an? Mit geistiger, schöpferischer Arbeit. Und mit welcher? – Fragen wir das nicht. Wir werden sowieso nichts anderes tun können als nur das, *was wir sind.* Und wozu wir Lust haben, das sind wir! Also, wir werden etwas tun, wozu wir Talent und Lust haben und je nach der Zeit betreiben, die uns außerhalb der beruflichen, existentiellen Tätigkeit zur Verfügung steht. Denn so viele Menschen, so viele Schicksale, so viele Wege!

Männern oder Frauen, die in einem Beruf arbeiten und ihre feste Beschäftigung haben, neben der ihnen kaum noch Zeit bleibt, etwas zu tun, um auf dem geistigen Pfad vorwärtszukommen, empfehlen wir, in einer ruhigen Zeit des Tages Meditation zu üben*. Wenn jemand enthaltsam zu leben begonnen hat, wird er bemerken daß die Meditation unvergleichlich besser geht als früher. Es wurde schon erklärt, daß nicht ausgelebte sexuelle Kraft sich aufspeichert, die Lebensspannung sich steigert und diese gesteigerte Spannung auf das Rückgrat wie ein starker Reiz, wie eine starke Anheizung wirkt. Dadurch werden die höheren Nervenzentren und Gehirnzentren automatisch angeheizt, gereizt und aktiviert ähnlich den Birnen in einem Radiogerät. Dieser Zustand offenbart sich im Bewußtsein des Menschen dadurch, daß er *wacher* wird. Er fängt an zu *leben!* Erst jetzt bemerkt er, daß er bisher kaum gelebt hat. Sein Leben war ein Vegetieren, es war eine Farce. Er atmete, aß und trank, arbeitete sogar, und doch hatte er immer das Gefühl, daß er am Leben nicht teilnahm – nicht teilhatte –, alles war ihm wie ein Traum, meistens wie ein schlechter Traum. Er war nicht da – er war nicht *jetzt da* ... Er war nicht *wach!*

»Ein Traum, ein Traum ist unser Leben auf Erden hier
Wie Schatten auf den Wogen schweben und schwinden wir.
Und messen unsere trägen Tritte nach Raum und Zeit;
Und sind (und wissens nicht) in Mitte der Ewigkeit.« (Herder)

* Siehe: Yesudian-Haich, Raja-Yoga (Yoga in den zwei Welten).

Jetzt fängt der Mensch an, lebend zu werden, bewußt zu werden, sich von Raum und Zeit zu befreien. Er fühlt das Feuer des Lebens in sich, er fängt an, er selbst zu werden. Jetzt versteht er plötzlich, was Christus darunter verstand, als er manche Menschen als »Tote« und manche als »Lebende« bezeichnete.

Diese Zustände zu beschreiben ist in Wirklichkeit ebenso unmöglich, wie den Geschmack der Kastanie zu beschreiben. Man kann nur in Gleichnissen sprechen. Die Worte: »Wachsein«, »bewußter werden als bisher«, »lebend werden« und ähnliche, sind nur Worte, die für diese merkwürdigen Zustände nicht existierende Ausdrücke ersetzen. Am besten kann man vielleicht so sagen: Wenn wir bisher noch so fest überzeugt waren, wach, bewußt und *lebend* zu sein, so erwachen wir doch erst durch die Wirkung der höheren Frequenzen der schöpferischen Kraft und sehen, daß wir nicht wach, nicht bewußt und nicht *lebend* waren, sondern nur vegetierten und ein traumähnliches Leben führten. Wie ein Schlafender im Traum überzeugt ist, daß er in seinen Traumbildern »wach« ist und »lebt«, und es ihm erst bewußt wird, daß er nur geträumt hat, wenn er in seinem Tagesbewußtsein »erwacht«, so wird einem nur dann bewußt, daß man bisher ein Traumleben – ein Schattenleben – geführt hat, wenn man durch die Wirkung des »Drachenfeuers« allmählich erwacht. – Wie herrlich beschreibt Andersen diesen Zustand in seinem Märchen »Der Schatten« und Gustav Meyrink in seinem großartigen Buch »Das grüne Gesicht«!

Wenn man dieses »Wachsein« erlebt, versteht man nicht, wie man bisher glauben konnte, wach und lebend gewesen zu sein. Ein viel höheres Lebensfeuer ist im Menschen erwacht, aber dieses Feuer wirkt nicht im Körper, man fühlt keinerlei Hitze (wie manche es erwarten), sondern im Bewußtsein, im Geist, in sich selbst fühlt man ein Feuer, ein *Licht!* Viele Menschen, die sich nach diesem »Erwachen« sehnen, versuchen es in sich zu erleben und machen in der Meditation den großen Fehler, daß sie irgendeinen mystischen Zustand *körperlich* erleben wollen. Irrtum! Alle diese Zustände sind ausschließlich *Bewußtseinszustände.* Das heißt, daß ich selbst *das Licht des Bewußtseins* bin und der Körper damit nur insofern zu tun hat, als auch er viel intensiver lebendig zu werden beginnt. Er wird mit neuer Lebenskraft aufgeladen, er wird jünger und gesünder. Er wird ein schmiegsamer und gehorsamer Diener des eigenen Selbst. Man lebt in einem erhöhten, erhabenen Lebenszustand. Dieser Zustand ist kein hysterischer, paroxismaler Zustand. Das Gegenteil ist richtig. Man befindet sich in einem erhöhten, klaren, hellen geistigen Bewußtseinszustand, in dem man viel ruhiger ist als sonst. In einem paroxismalen Zustand läßt man sich gehen, man verliert die Kontrolle über die Nerven, über sich selbst. In dem geistig erhöhten Zustand ist man unvergleichlich *ruhiger, beherrschter, objektiver,* als früher im Alltagszustand. Gerade weil man eben *»jetzt da«* ist, ist man viel mehr *»bei sich«,* als man dies früher überhaupt für möglich hielt. In dem geistig erleuchteten wachen Zustand ist man *die Ruhe, die Selbstbeherrschung* selbst, man ist sein eigener Herr, sein eigenes *Selbst.* Das ist wahre *Geistesgegenwart,* die man auch außer der Zeit der Meditation ununterbrochen als Tagesbewußtsein in sich tragen kann. In diesem Zustand hat man kein Gewissen, weil man das Gewissen selbst geworden ist.

Meditierende erwarten mitunter »Erscheinungen« oder »Visionen«, oder sie dösen im Halbschlaf dahin und glauben vielleicht, in der Meditation werde das höhere Selbst wie ein fremdes Wesen in ihr Bewußtsein hineindringen und ihnen ein anderes Selbst, ein anderes Bewußtsein, verschaffen. Sie unterliegen einem großen Irrtum und zeigen damit, daß sie von der wahren Meditation – des Ich-Selbst-Werdens – keine Ahnung haben. Die wahrhaft geistigen Zustände sind sehr einfach: man ist ganz einfach *jetzt da!* Und vollkommen wach, so wach wie das klare Licht der Sonne! Dieses helle Licht erlebt man in einem vollkommen klaren, durchglühten, bewußten Seinszustand, als: Ich bin! Man denkt nicht einmal diese zwei Worte, sondern man *ist* es, ohne Worte zu denken!

Diesen Zustand kann man auch in der Arbeit erreichen. Die Arbeit fesselt die Aufmerksamkeit des Menschen, hilft ihm »jetzt« und »da« zu sein, »wach« zu sein. Dem jungen Mann, der Christus fragte, was er tun solle, um die Seligkeit zu erlangen, antwortete Christus nur mit einem einzigen Wort: »Wachet«. Damit hat er alles gesagt! – Und man wird auch bei der Arbeit wach und wacher und immer noch wacher, wenn man sie mit vollkommener Konzentration, vollkommen bewußt – aber *ohne daran zu denken, daß man »bewußt« ist* – ausführt. Was für eine Arbeit soll das sein? Irgendeine! Denn nicht wichtig ist, *was* wir arbeiten, sondern *wie* wir arbeiten. Irgendeine Arbeit, wozu wir auch jeden Sport oder Akrobatik zählen, Tätigkeiten, die uns zwingen, mit dem Geist Herr über die Materie, über den Körper zu werden. Wer einmal Sport mit voller Konzentration betrieben hat und stufenweise immer höhere Leistungen vollbrachte, der kennt die begeisterten und überglücklichen Zustände des Herrwerdens über den Körper und über die Naturkräfte. Ein Zirkusakrobat erlebt bei übermenschlichen Leistungen während seiner Produktion hohes, geistiges Glücksgefühl und Freude. Es ist bekannt, daß manche Akrobaten, die ihr eigenes und das Leben ihrer Mitarbeiter während ihrer Produktion riskieren, asketisch wie Mönche leben. Viel größere Freuden und Glücksgefühle erleben sie in ihren Darbietungen als in einem kurzdauernden sexuellen Erlebnis. *Sie riskieren sogar ihr Leben um dieser hohen Freuden willen!* (Was ein Mensch wegen eines sexuellen Erlebnisses sehr selten tun würde.) – Wer mit Zirkusleuten befreundet ist, weiß, daß viele darunter sind, die ähnlich wie Beethoven sagen könnten: »Es gibt kein höheres Glück, als einen Sieg über den Körper – oder über wilde Tiere – zu erreichen und diesen Sieg des Geistes – des *Ichs* – den Menschen zu zeigen!«

Menschen, die neben ihrer Berufsarbeit noch über Zeit verfügen oder ohnedies eine geistige Tätigkeit auszuüben haben, können diese Arbeit für sich als Bewußtseinsleiter – als Jakobsleiter – nutzen. *Wozu man Lust hat, was uns aus vollem Herzen wirklich interessiert,* das sollen wir für uns wählen. Ob man zeichnet, malt, modelliert, Teppiche oder Gobelins webt, musiziert oder bastelt, Gartenarbeit macht oder Gedichte und Bücher schreibt, ist ohne Bedeutung. Nur soll man sich *nie mit mittelmäßigen Leistungen zufriedengeben,* sondern unbedingt nach dem höchsten Grad streben. Nichts hilft so leicht vorwärtszukommen und die sexuelle Kraft in schöpferische Kraft umzuwandeln und als geistige Kraft auszustrahlen wie schöpferische Arbeit. Schaffen wir also etwas, was es auch sein mag. Dann brauchen wir uns nicht mehr darum zu kümmern, wie wir unsere Gedanken »ablenken« wollen. Sie sind an die Arbeit gefesselt, ohne das kleine persönliche Ichbewußtsein. Man ist so stark der Gegenwart verbunden, daß die Gedanken, immer *die Vergangenheit mit der Zukunft verbindend,* in diese *andauernde Gegenwart* nicht hineindringen können. Man schaltet sich unwillkürlich aus Zeit und Raum. Wir lenken die sexuelle Kraft automatisch und unwillkürlich in die höheren Zentren, wo sie als schöpferisch-magische Kräfte wirken. Wenn man irgendeine Kunst ausübt, soll man sich nicht darum kümmern, ob man ein anerkannter, berühmter Künstler wird oder nicht. Dieser Ehrgeiz stammt aus dem kleinen »ich«, aus der Person, die eitel ist, gleichzeitig sich selbst mißtraut und von außen eine Bestätigung, eine Anerkennung erwartet. Wir dürfen nicht darum arbeiten, ein »Anerkannter« zu werden. *Die Arbeit* ist das Wichtigste, denn wir entwickeln uns mit ihr. Die Arbeit um der Arbeit, um der Entwicklung willen bringt den Menschen vorwärts. Das Allerwichtigste ist, daß wir die Arbeit – welche immer sie sei – *mit voller Konzentration, mit voller Seele und vollem Interesse ausführen* und daß wir mit ihr nicht leicht zufrieden sind, selbst dann, wenn wir nur einfache Hausarbeit ausführen. Der wahre Künstler arbeitet um der Arbeit willen, er ist glücklich, während er tätig ist; für ihn ist die Arbeit selbst der höchste Lohn, weil er sich bei ihr in einem erhöhten, erleuchteten Zustand befindet. Für einen Menschen, der seine Arbeit mit voller Seele macht, ist es vollkommen gleichgültig, ob er ein großes Talent besitzt oder ob er auf einer niedrigeren Stufe anfängt, denn alles ist nur relativ. *Von dem Grad, auf dem man sich jetzt befindet, soll man versuchen, höher zu kommen!* Das ist das Allerwichtigste! *Höher zu kommen!* – Der größte Künstler der Welt mußte auch einmal auf der untersten Stufe des Menschen- und Künstlertums anfangen, wenn auch vielleicht vor sehr vielen Inkarnationen. Verlieren wir keine Zeit und versuchen wir unsere Arbeit so vollkommen auszuführen, wie es mit äußerster Anstrengung und Konzentration möglich ist, so werden wir erfahren, daß Talente sich ungeahnt entwickeln können! Seien wir nicht mit minderwertiger oder mittelmäßiger Arbeit zufrieden. Versuchen wir sie noch vollkommener, noch gründlicher auszuführen, daß wir die allerfeinsten Nuancen herausbringen können. Versuchen wir unser Material vollkommen kennenzulernen und unter unser Joch – in Sanskrit Yoga – zu zwingen. Wir werden bemerken, daß unsere Konzentrationsfähigkeit keine Grenzen hat. Wenn man bisher schon mit äußerster Konzentration gearbeitet hat, entdeckt man am nächsten Tag, daß man sich noch intensiver konzentrieren kann, und man erfährt während der Arbeit neue Möglichkeiten, die am Vortag noch nicht zu bemerken waren. Wir entdecken *das Wesen der Arbeit* und neue, noch tiefere Schönheiten, die wir bisher gar nicht sehen konnten, weil wir uns wieder um eine Stufe höherentwickelt haben und um eine Stufe stärker konzentrieren konnten. Es erschließen sich uns eine neue Welt und weitere Welten, wovon wir früher, sowenig wie andere Menschen, keine Ahnung hatten. Dabei lebten wir mitten drin, aber unsere Augen waren noch geschlossen, noch blind. Jetzt, während der Arbeit, bohren wir uns in die innersten Welten bis zum Wesenskern der Dinge, und gleichzeitig auch bis zu *unserem eigenen Wesenskern!* – Auch außerhalb unserer Arbeit öffnen sich für uns andere Welten. Wir beginnen, Schriften großer Menschen und Propheten, die wir bisher nicht richtig verstanden haben, die für uns nebel- und rätselhaft waren, plötzlich mit großer Klarheit zu verstehen. Unsagbare Freude erfüllt uns, wir finden neue Brüder, neue Freunde, die aus vergangenen Jahrhunderten und Jahrtausenden über Zeit und Raum zu uns sprechen, zu uns, weil wir sie *verstehen,* weil wir mit ihnen *eins* geworden sind!

Und wir setzen unsere Tätigkeit fort, vor allem an uns selbst. Wir genießen die rein geistigen Freuden und Glücksgefühle, die nicht mit kurzdauernden körperlichen Freuden vergleichbar sind. Die unbeschreibliche Wonne des schöpferischen Schaffens erfüllt unser ganzes Wesen, während der Arbeit und auch in der Zeit der Ruhe. Die schöpferische Kraft arbeitet in uns weiter. Wir können es kaum erwarten, wieder zu unserer Tätigkeit zu kommen, denn wir haben das Gefühl, nur während der Arbeit *wirklich zu leben.* Etwas hat sich in uns geöffnet. Die Freude der Freiheit und Grenzenlosigkeit ist durch die sich immer steigernden schöpferischen Kräfte zum Aufblühen gekommen. Wir haben das merkwürdige Gefühl, als ob nicht wir arbeiten würden, sondern etwas in uns arbeite, das alles weiß und uns führt und zeigt, auf welche Weise wir vollkommene Harmonie, ja selbst Vollkommenheit in unserer Arbeit erreichen und offenbaren können. Dieses Etwas und ich, wir beide sind vollkommen eins. Und wir verstehen, was die Zen-Buddhisten unter »Zen« verstehen und was die mystische Hochzeit – die Unio mystica der Rosenkreuzer und der großen Mystiker – bedeutet, weil wir sie in uns während der Arbeit erlebt haben und erleben.

Ich und das schöpferische Prinzip – Logos –, wir sind *eins!*

ICH – und ich –, wir sind *eins!*

Ein Fieber ergreift uns, wir vergessen die ganze Welt, wir sind keine Person mehr, die irgendwo in der Außenwelt einen Namen hat, denn wir sind ein Tropfen im grenzenlosen

Ozean geworden. Wir haben teil an GOTTES Schöpfung und schaffen neue Welten, wenn diese unsere Welt noch so klein ist, aber wir fühlen, wir wissen, daß wir die Fähigkeit in uns tragen, im Kleinen ebenso vollkommen zu wirken, wie GOTT im Großen vollkommen wirkt. Die Tür in Richtung der inneren Welt öffnet sich noch weiter, wir erblicken immer neue Welten, neue Herrlichkeiten. Ich erkenne neue Wahrheiten, ich bekomme neue Ideen. Woher? Aus MIR, wo eine unerschöpfliche Quelle ist – aus GOTT. Was ist der Unterschied? Gibt es überhaupt einen Unterschied? Das sind alles nur Worte. Die Ideen, die in mir bewußt werden, sind Licht wie das gleißende Licht GOTTES, und bei diesem Licht sehe ich alles, alle Wahrheiten der Erde und des Himmels, wohin ich nur den Reflektor meines Bewußtseins lenke. Dieses Licht erfüllt mich mit unsagbarem Glück und unbeschreiblicher Freude. Der Körper nimmt an diesen Freuden auch teil: in meinem Herzen, in meiner Brust, in meinem Kopf, oben am Scheitel, in jeder Faser meiner Nerven fühle ich neues Leben, das mich belebt, das mir Lebenskraft, Mut, Selbstsicherheit – das LEBEN selbst – gibt, so daß ich keine Angst mehr – vor nichts, vor gar nichts mehr – haben kann. Nicht einmal vor dem Tode! Göttliche, unerschütterliche Ruhe herrscht in mir, ICH BIN SELBST diese Ruhe und Selbstsicherheit. Weder brauche noch erwarte ich einen Grund um »glücklich« zu sein, weil ich das Glück selbst *bin!* Was könnte mich *noch* glücklich machen? Ich *bin* es, der Glück ausstrahlt. Bin ich bewußt – oder unbewußt? Was sind das für Worte? Was bedeuten sie? Diese Zustände stehen über solchen Begriffen. ICH BIN! – ist das nicht genug? Ja! *Ich bin* in der Wirklichkeit! ICH lebe! ICH *bin* das LEBEN! Wozu braucht mein

Bewußtsein das noch verstandesmäßig wahrzunehmen und zu registrieren? Wenn ich die Kastanie selbst geworden bin, wozu darüber eine Dissertation schreiben, wie ihr Geschmack – mein Geschmack – ist, wenn ich sie selbst BIN! Brauche ich das noch zu denken oder zu sagen, wenn ich lebe, wie ich noch nie gelebt habe?! Ist es nicht genug, daß ich *die Freude, das Glück,* das SEIN selbst BIN ...

Ich brauche darüber nicht mehr zu grübeln, nicht einmal zu denken. Worte wie das »Unbewußte« oder das »Bewußte« sind nur Worte, aber sie sind nicht das, was sie *sind.* Die Worte sind draußen, in der Außenwelt, außerhalb meines Selbst, irgendwo in meinem Kopf. In meiner inneren Welt BIN ICH! Und auch dies denke ich nicht, sondern ich tue es nur jetzt, um es niederzuschreiben, um es für die Menschen, die sich mit dieser Frage plagen, irgendwie verständlich zu machen, in Worte zu fassen. *Ich bin* in der Be-Geisterung des SEINS, *ich selbst,* ohne es zu denken, ohne darüber nachzugrübeln. Nichts ist, das mich aus meinem SEIN herauslocken könnte. Zeit ... Raum ... Begriffe der Außenwelt. Für mich existiert nur die absolute Existenz – das SEIN selbst ... weil ICH ES BIN!

Den Zustand des *Seins* kann man ebensowenig beschreiben und verständlich machen, wie man nicht erklären kann, wie ein Ton zu hören, wie ein Duft zu riechen, wie ein Geschmack zu kosten, wie eine Farbe, eine Form zu sehen ist. Diejenigen, die diese Dinge schon erlebt und erfahren haben, lächeln verständnisvoll, weil sie wissen, worüber man spricht. Die übrigen können nur eines tun: *selbst erfahren!* So ist es mit der Umwandlung der sexuellen Kraft in geistig-göttliche Kräfte. Wer es erfahren, kann verständnisvoll lächeln, und dieses Lächeln ist das wohlbekannte Lächeln des Buddha, der alles weiß, der die höchste Wahrheit weiß, der die höchste Wahrheit über GOTT – über das ewige SEIN – weiß ... Wer es noch nicht erfahren und erlebt hat, kann auch nicht verstehen, was in der Umwandlung der sexuellen Kraft so beglückend ist, daß sich die Mühe des Aufwands lohnt. Wie kann man zum Beispiel einem Wesen, das ohne Geschlechtsorgane geschaffen ist, erklären, was bei einem sexuellen Erlebnis so beglückend ist, daß Menschen, die sexuelle Organe *haben,* wegen eines sexuellen Verkehrs mit einer bestimmten Person zu den allergrößten Heldentaten, aber auch zu den größten Verrücktheiten fähig und bereit sind? Man kann Menschen, die die Umwandlung der sexuellen Kraft nicht an sich selbst erfahren haben und darüber spöttisch und überlegen lächeln, nur raten, kein Urteil zu fällen oder darüber faule Witze zu machen. Sie sollten zuerst versuchen, die Umwandlung zu erleben. Sie sollten nachdenken, warum alle großen Menschen, die uns bisher die göttlichen Wahrheiten über den Weg der Befreiung des Menschen aus dem Sklaventum der Materie in die Allmacht des Geistes zeigen und erklären wollten, ohne Ausnahme uns *diesen* Weg vorausgegangen sind. Diese titanischen Geister lehrten uns, daß das Bewußtwerden in den höheren Zentren, in denen man *nicht* über etwas *nachdenkt,* sondern in denen man dieses Etwas *wird,* dieses Etwas *ist,* der höchste, göttliche Zustand ist. Und zu diesem Zustand verhilft uns als Triebkraft die nicht in sexuellen Erlebnissen verbrauchte, sondern nach innen gelenkte und in schöpferisch-göttliche Energie umgewandelte sexuelle Kraft. Die Schlange, die in ihren eigenen Schwanz beißt! – Wer Ohren hat, der höre ...

Und der Körper? – Regen sich in dem Körper nie wieder sexuelle Wünsche? – Wie reagieren die Drüsen?

Vergessen wir eines nicht: Sexuelle Wünsche hat der Körper nur dann, wenn *ich* in diesem Körper *drinnen bin*. Nicht der Körper hat sexuelle Wünsche, sondern mein Drang nach der göttlichen Einheit projiziert sich in den Körper als sexueller Wunsch. Eine Leiche hat keine sexuellen Wünsche. Wenn ich die göttliche Einheit – die Unio mystica – in meinem Bewußtsein erreicht habe, das heißt, wenn ich mit meinem Geist, mit meinem Wesen eins, also ein Ganzes geworden bin, so projiziere ich in den Körper keine sexuellen Wünsche mehr. Das innerste, wahre Wesen – der Geist – hat kein Geschlecht. Mein Körper wird ruhig, wie ein gebändigtes Tier, das mir absolut gehorcht und dennoch *viel intensiver lebt* und *viel potenter ist* als der Körper der Menschen, die noch der Sexualität verhaftet sind und die lebenspendende Kraft ausgeben. Bei jeder sexuellen Vereinigung sterben die Lebewesen ein wenig. Sie geben ihre eigene Lebensenergie immer wieder aus, mag das Ziel, einem anderen Wesen neues Leben zu geben, erreicht werden oder nicht. *Wenn wir ein Ganzes geworden sind, bleibt die ganze Lebensenergie auch im Dienste unseres eigenen Körpers,* da wir die vergeistigte sexuelle Energie, die schöpferische Kraft auch durch den Körper gebrauchen und ausstrahlen. Jede kleinste Faser unserer Nerven wird von diesem allerhöchsten, göttlich-magischen Strom aufgeladen. So kann man verstehen, warum die meisten der großen Menschen, die uns auf dem langen Weg zum Ziel vorausgegangen sind, einen sehr gesunden Körper hatten und ein außergewöhnlich hohes Alter erreichten. Wir erwähnen nur zwei Beispiele, die allbekannt sind: Der heilige Antonius in

Sahara fängt mit 90 Jahren an, die Erde zu bearbeiten, und erntet in der Wüste so viel Weizen, daß er von nun an davon leben kann. Mit 104 Jahren besucht er den heiligen Paulus, der zu dieser Zeit 112 Jahre alt ist. Antonius mußte mehr als zwei Tage zu Fuß gehen, bis er zu dem Ort gelangte, wo sich Paulus aufhielt. Das sind geschichtliche Tatsachen, die **Athanasius**, der damalige Bischof von Alexandrien, aufschreiben ließ! Wir könnten noch viele authentische Beispiele aufzählen, wie lange, wie gesund und arbeitsfähig große Menschen, die vollkommen asketisch lebten, bis zur äußersten Grenze des menschlichen Alters auf der Erde geblieben sind. Aber nicht das ist wichtig, daß man lange lebt, sondern daß man *gesund* lebt. Wir brauchen uns um unseren Körper nur insoweit zu kümmern, als er gesund, in absolutem Gleichgewicht, in einer himmlischen Ruhe erhalten wird. Wie die Sonne ihre Strahlen gleichmäßig in den Raum ergießt, so müssen wir die Kraft, die mein ICH ist, die ICH bin, mit Hilfe der Bewußtseinslenkung durch alle Nervenzentren ausstrahlen. Denn vergessen wir nicht, daß unsere Geschlechtsdrüsen nicht nur für die Arterhaltung bestimmt sind, sondern auch die schon erwähnte wichtige Rolle für unseren eigenen Körper spielen! Sie tragen die Lebensspannung in unserem Körper, und von ihr ist seine Jugend abhängig. Gleichgewicht, Harmonie, Sicherheit und Ruhe in meiner Seele wie in meinem Körper – und ich bin Herr in meinem Hause! Und der größte Feind des Menschen, die Angst, kann mich ebensowenig ergreifen, wie Finsternis das Licht ergreifen kann!

Das Glück und die innere Fröhlichkeit, die man durch diese Lebensweise erreicht, gibt ebenso tausendmal größeres Glück und größere Freude, wie der Geist tausendmal größere Kraft und Macht hat als das Fleisch, als der Körper. Der Geist ist die Ursache, der Körper die Wirkung. Der Körper ist nur eine Widerspiegelung des Geistes, und die sexuelle Freude, selbst die allergrößte Wollust sind auch nur Abglanz der Freude, der Erfüllung und der Glückseligkeit, die man durch die aus sexueller Kraft umgewandelte schöpferische Kraft – Logos – erlebt und als Bewußtseinszustand behält – da ICH ES BIN. Dieses Glück gibt man nicht aus, um von neuem aufzubauen und wieder und wieder auszuleben und zu verlieren, bis der Körper abgenützt, erschöpft und impotent wird. Man behält die innere göttliche Freude, man trägt sie ununterbrochen in sich, man *ist selbst diese Freude.* Und sie wird von Tag zu Tag von selbst noch größer, wie der goldene Apfel der Liebe im Märchen immer größer wird, je mehr man davon ißt. Die schöpferische Kraft, die wir mit geistiger Konzentration steigern, wird immer größer, bis wir die Grenzenlosigkeit des göttlichen Selbst bewußt erreichen. Und der Körper nimmt teil an dieser Steigerung der schöpferischen Kräfte. Von den höheren Frequenzen des sich ausdehnenden Bewußtseins wird er immer gesünder, wird er mehr und mehr der schmiegsame Diener des Geistes. Es hängt von den Menschen ab, wie sie ihre schöpferischen Kräfte gebrauchen, wie sie sie ausleben, wie sie mit ihnen wirtschaften. Wir verstehen nun, warum Menschen, die die höchste Stufe erreicht haben, die Propheten, die Sybillen, die Gottmenschen, ihre schöpferischen Kräfte nicht mehr als sexuelle Kraft ausgaben. Sie waren nicht törichte Menschen, die etwas, was Freude und Genuß gibt, weggeworfen hätten. Sie haben den anderen Pol in sich bewußt erlebt, folglich brauchten sie keine

Ergänzung nach außen zu suchen. Sie haben sich selbst ergänzt, sie sind aus dem Halben ein GANZES geworden. Sie sind selbst, bewußt, die schöpferische Kraft – Logos –, ihr eigenes göttliches *Selbst* geworden.

Das ist die Umwandlung der sexuellen Kraft in geistige, göttlich-schöpferische Kraft. Das ist die Auferstehung aus dem Tode in das ewige LEBEN! Und das Geheimnis der sexuellen Kraft besteht darin, daß sie als Bindeglied zwischen materieller und geistiger Welt zuerst dem menschlichen Geist dazu verhilft, in einen materiellen Körper hineingeboren zu werden, nachher aber als Triebkraft den Menschen zwingt und ihm hilft, mit sich selbst – mit der sexuellen Kraft als Heizmaterial – seine höheren Nerven- und Gehirnzentren anzuheizen und dadurch sein Bewußtsein noch im Körper bis zum göttlichen Allbewußtsein zu erheben. Darum müssen wir die Möglichkeit noch während des irdischen Lebens, während wir noch im Körper leben, ausnützen, um das Endziel jedes Lebewesens – GOTT – zu erreichen.

Nehmen wir ein Gleichnis: Ein Stück Brennholz sehnt sich mit seinem ganzen Wesen nach dem Feuer. Es ist kalt, steif und leblos und sehnt sich danach, durchglüht zu werden. Es sehnt sich danach, zu leben, erhöht zu werden. Es sehnt sich mit aller Kraft nach dem göttlichen Feuer! Dann wird es eines Tages angezündet, es fängt an zu brennen, und so wird das Holz mit dem Feuer eins, das es durchglüht, belebt und erhöht. Aber gerade deshalb, weil das Feuer es durchglüht und lebend macht, verbrennt das Holz, es wird zu Asche und stirbt. Das Holz weiß nicht, daß es von diesem Tode eine Erlösung gibt und eine Auferstehung möglich ist. Wenn es die Zeit des Brennens ausnützte und währenddessen sein Bewußtsein aus dem Holzwesen in das Feuer übertrüge, um in diesem bewußt zu werden, mit ihm eins und das Feuer *selbst zu werden,* dann müßte sein Bewußtsein mit dem Tode seines Holzwesens *nicht* sterben. Dann könnte es ihm gleichgültig sein, ob aus dem Holz, das es einst war, Asche wird, oder auch, ob das Feuer, das es jetzt selbst geworden *ist,* weitere Holzstücke verbrennt oder nicht verbrennt. Es hätte als Feuer ja auch dann die Möglichkeit, in seiner unsichtbaren, unmanifestierten, geistigen Form weiterzuexistieren, wenn das Feuer nichts verbrennt. Mit dem Feuer würde auch das Bewußtsein des gewesenen Holzes in seinem neugeborenen, auferstandenen wahren Wesen weiterexistieren, als FEUER!

Unser Weg ist derselbe! Wenn wir Menschen erkennen, daß wir mit dem materiellen Körper nicht sterben müssen, wenn wir die Zeit und Gelegenheit ausnützen und unser Bewußtsein aus unserem Menschenwesen in den Geist, in das brennende Feuer – in das Leben – übertragen, während wir leben, während wir durch das Feuer des Geistes brennen – dann stirbt unser Bewußtsein mit dem Tode des Körpers nicht. Wir sind im Feuer – im Geiste – im Leben – neu geboren und auferstanden. Wie Paulus sagt: »Warum hast du Angst vor dem Tode? Wir verändern uns alle, aber wir schlafen nicht alle ein!«

Wir müssen also die Zeit und Gelegenheit ausnützen, solange wir im Körper leben, solange uns der Geist lebendig macht und brennt und unser Körper noch seine volle Potenz besitzt. Der Geist gibt uns das Leben. Wenn wir daher in unserem Bewußtsein noch während des Brennens – während des Lebens – mit unserem Feuer, mit unserem Geist identisch werden, dann werden wir im Leben selbst erwachen, auf einer neuen Ebene bewußt werden, das heißt das Leben selbst werden, das nie sterben kann, da es eben DAS LEBEN ist. Dann sind wir selbst das Feuer – der Geist – das Leben – Logos – geworden, das alles schafft und mit seinem Feuer belebt und erhält. Wir waren das auch immer, nur ist unser Bewußtsein aus dem geistigen, paradiesischen Zustand in das »Holz« – in den Körper – hineingefallen, mit dem Körper identisch geworden. Ist aber ein Mensch in seinem wahren Wesen nicht bewußt, so stirbt mit seinem Körper auch sein Bewußtsein, und das bedeutet für ihn den Tod. Wenn er dagegen während seines irdischen Lebens, während seiner Inkarnation – also solange er durch das Feuer des Geistes brennt – in seinem wahren Wesen, in seinem höheren *Selbst,* in seinem Geist bewußt wird, so *stirbt sein Bewußtsein mit dem Tod des Körpers nicht,* sondern bleibt bewußt und lebt weiter, wie ein Tropfen Wasser im Ozean, in einem Allbewußtseinszustand, in GOTT! Das ist Auferstehung – nach christlicher Benennung –, und das ist Nirvana, nach orientalischer Benennung. Und diesen Bewußtseinszustand – die Identifizierung des Bewußtseins mit dem Leben, mit dem ewigen SEIN, mit GOTT zu erreichen – haben uns alle großen Propheten, alle Sybillen und alle Gottmenschen, die auf der Erde weilten, als allerhöchstes, aber dem Menschen erreichbares Ziel gelehrt. Das ist Erlösung von den Gesetzen der Materie, des Körpers, die Erlösung vom Tode und von der Kreuzigung unseres Geistes auf den zwei großen Balken Zeit und Raum. Das ist das Bewußtwerden, das Erwachen im Leben selbst, in GOTT selbst, erlöst von der Machtlosigkeit des unbewußten Geistes im Körper. Diese Auferstehung in neuem Bewußtsein lehrt uns Christus, lehren uns die östlichen Yoga- und Religionsphilosophien, lehren uns die mittelalterlichen Alchimisten, die Rosenkreuzer, lehren alle Religionen der Vergangenheit und der Gegenwart und jeder große Eingeweihte. Das ist der Kern jeder Religion, denn es gibt nur *eine* Wahrheit und *ein* Geheimnis unseres Seins. Alle Erleuchteten haben ein und dieselbe Wahrheit erblickt und gelehrt, wenn sie auch den Kern ihrer Lehren, je nach Rasse und klimatischen Bedingungen ihrer Länder, in die verschiedensten Schleier gehüllt und verborgen haben. Durch die verschiedenartigkeit der Religionen wurden uns auch verschiedene Wege gelehrt – wie Anlage und Natur der einzelnen Völker es bedingte –, aber den kürzesten Weg zu GOTT, nämlich mit der sexuellen Kraft als »Heizmittel« die höheren Nerven- und Gehirnzentren anzufachen und dadurch die magischen Kräfte in Besitz zu nehmen, die nur aus einem jugendlichen, potenten Körper entwickelt werden können, das lehrten uns in Europa schon im sechzehnten und siebzehnten Jahrhundert die sogenannten Alchimisten, die Rosenkreuzer. Die Kreuzzüge waren die eigentliche Ursache, daß das Wissen der orientalischen Eingeweihten um den »Stein der Weisen« zu ihnen kam. Sie sprachen von einem Athenor, in dem das Feuer ununterbrochen und gleichmäßig brennen muß, um den Stein der Weisen – das große Werk – fertigzustellen. Aus ihren Schriften und aus ihren genialen Zeichnungen sieht man ganz klar, daß sie den Stein der Weisen aus dem Menschen selbst herstellten. Der Athenor ist der Körper des Menschen, der Drache ist die im Körper wirkende schöpferische Kraft und das Feuer des Drachens ist die durch enthaltsames Leben nach oben gerichtete und als Heizmaterial gebrauchte sexuelle Kraft. Der Stein der Weisen ist das göttliche Allbewußtsein und dessen magisch-geistige Macht über die ganze Natur. Und das Lebenselixier ist das »wie Wasser fließende Feuer« und »das feurige Wasser«, das heißt die hohen Frequenzen des göttlichen Selbstbewußtseins, die man ebenso ganz bewußt in den Körper hineinlenken und -strahlen kann, wie man in ein Stück Eisen Elektrizität und Magnetismus hineinlenken und es damit aufladen, also magnetisch machen kann. Die Christen nennen diesen Strom »das Blut Christi«, die Rosenkreuzer »Lebenselixier«. Das ist der Lebensstrom des Logos, des Lebens, des göttlichen Selbst!

Die großen Eingeweihten, Propheten, Sybillen, Hohenpriester und Hohenpriesterinnen der großen Völker der Vergangenheit und die Gottmenschen, die von Zeit zu Zeit auf der Erde erscheinen, waren und sind keine törichten Menschen. Sie hätten die sexuellen Freuden, die sehr viele Menschen als einzigen Lebensinhalt und als Lebensziel betrachten, nicht für nichts weggeworfen, wenn sie nicht einen tausendfachen Gegenwert dafür eingetauscht hätten. Sie haben nur das »Holz« mit dem Feuer vertauscht. Als Wissende gaben sie gelassen die körperlichen, sehr kurz dauernden vergänglichen Freuden hin für die Quelle aller Freuden und allen Glücks, für das ewige und unvergängliche, Glückseligkeit, Freiheit und Allmacht gebende Wesen aller Potenz. Was ist *uns* lieber? Der von Zeit zu Zeit heraussprudelnde Geysir oder der im Schoß der Erde brodelnde Vulkan, der die Quelle und Ursache aller Geysire und aller vulkanischen Ausbrüche ist?!

Die mystische Hochzeit, die auch in der Bibel im Hohen Lied und in der Apokalypse beschrieben wird, ist die Vereinigung des menschlichen Bewußtseins mit dem wahren Selbst, mit dem göttlichen Geist, durch die Hilfe der vergeistigten sexuellen Kraft.

In dem klassisch gewordenen Märchen vom Dornröschen finden wir dieselbe Wahrheit. Das schlafende Dornröschen – das schlafende Bewußtsein – wird durch die Kraft der Liebe – durch das Feuer der sexuellen Kraft – mit dem *Kuß* des Königssohns, der feurigen Berührung des Geistes, des wahren Wesens, zum ewigen Leben erweckt.

Auch die Siegfriedsage bedeutet dasselbe. Siegfried besiegt den Drachen mit dem Schwert des Bewußtseins, dann badet er sich im Blut des Drachens, das ihm das ewige Leben und magisch-übernatürliche Kräfte gibt. Nun durchschreitet er den Feuerring, der die schlafende Brunhilde umringt, und mit einem Kuß – wie der Königssohn im Dornröschen – erweckt er sie zum ewigen Leben und unvergänglicher Vereinigung. Die zwei Pole finden sich, um wieder in absolutem Gleichgewicht ineinander zu ruhen.

Noch viele symbolische Erzählungen und Legenden könnten wir anführen, die uns das gleiche Geheimnis vom Erwecken des menschlichen Bewußtseins in das ewige, göttliche Allbewußtsein durch das Feuer der nicht ausgegebenen sexuellen Kraft erzählen, aber das würde zu weit führen. Tatsache ist, daß der Mensch diese Möglichkeit in sich trägt, mag er auch dessen gänzlich unbewußt sein. Im Unbewußten des Menschen wohnt GOTT und, wie schon erwähnt, ruhen die zwei Pole in GOTT ineinander. Der Mensch denkt und lebt im Geschlecht nur solange er sein Bewußtsein mit seinem Körper identifiziert. Wenn er aber mit seinem Bewußtsein in GOTT erwacht, dann hört in ihm die Einstellung als Geschlechtswesen und die Vorstellung von den Geschlechtern auf, und er findet in sich selbst, in dem enthüllten, folglich bewußt gewordenen Unbewußten (das in diesem Zustand eben kein Unbewußtes mehr ist), den anderen Pol – seine eigene Ergänzung, die bisher auch immer da war, aber in einem latenten, unbewußten Zustand – und wird mit ihm eins. Jetzt, da in ihm, in erster Person gesprochen: in mir – *alles* bewußt wurde, so daß ich kein Unbewußtes mehr habe, ist auch der andere Pol in mir bewußt geworden, und ich erkenne daß auch dieser *ich selbst bin*. In dem zum anderen Geschlecht gehörenden Partner, mit dem ich eine innere Einheit fühlte und diese auch im Körper zu erleben und zu verwirklichen versuchte, suchte ich diese in mir latent – wie das schlafende Dornröschen – ruhende Ergänzung meines absoluten, wahren Selbst, in welchem beide immer ineinander ruhten, ruhen und ruhen werden bis in alle Ewigkeit, weil sie zusammengehören, weil beide Teile ICH SELBST BIN! Wenn wir die göttliche Einheit des vollkommenen Allbewußtseins erreicht haben, sind wir in dem absoluten *androgynen* Zustand bewußt.

Die Rosenkreuzer nannten einen Menschen, der diesen Zustand erreicht hatte, Hermaphrodit. Das Wort ist aus den zwei griechischen Namen Hermes und Aphrodite zusammengesetzt und bedeutet, daß dieser Mensch in seinem *Bewußtsein* beide Pole verwirklicht hat. In der Darstellung zeigten die Rosenkreuzer den »Hermaphroditen« mit zwei Köpfen, weil er seinen erleuchteten Zustand durch die Beherrschung der sexuellen Kraft, die er als Heizmaterial gebrauchte, erlangt hat, und sie stellten ihn auf einen Drachen, den Herrscher dieser Welt, unserer Erde. Denn die sexuelle Kraft herrscht auf der Erde.

Die verschiedenen heiligen Schriften der Menschheit sprechen alle über diesen androgynen oder hermaphroditischen Urzustand. In der Bibel wird er in der Geschichte Adams dargestellt, der zuerst ein androgynes Lebewesen, ein Mannweib war. Erst als Adam in einen tiefen Schlaf fiel – das heißt als er seinen göttlichen Bewußtseinszustand verloren hatte und ein unbewußtes Lebewesen wurde –, trennte sich aus ihm nach außen der negative Pol, das weibliche Prinzip. Da zog Gott über die beiden ein Kleid, eine Haut, ein Fell, wie die Bibel sagt, das heißt, ihr Geist kleidete sich in einen materiellen Körper, der nur *ein* Geschlecht offenbart, und damit bekamen sie auch *geschlechtliches Bewußtsein*. Sie bildeten sich ein, daß sie Mann und Weib seien, und vergaßen, daß ihr Selbst Geist und ein Ganzes ist.

Den androgynen Urzustand können wir nach der heutigen Ordnung der Natur körperlich nicht erreichen, nicht verwirklichen, nur im geistigen Zustand, im Urbewußtsein ist das möglich. Wir können diesen göttlichen Urzustand, in dem beide Pole ineinander ruhen, *in unserem Bewußtsein* als einen *Bewußtseinszustand* erreichen und erleben.

Es ist notwendig, zu betonen, daß der Körper eines Menschen auch dann noch unverändert einem Geschlecht zugehört, wenn er schon die allerhöchste Stufe erreicht hat. Wenn wir durch Yoga-Übungen die andere, latente Hälfte unseres Wesens bewußt machen und unsere Ergänzung in uns verwirklichen, auch dann bleibt der Mensch in seinem Körper Mann *oder* Weib! Also auf keinen Fall ein Mannweib, ein körperlicher Hermaphrodit. Das wäre im Körper nach der heutigen Ordnung der Natur ein anormaler, krankhafter Zustand. Die Rosenkreuzer haben also den Ausdruck »Hermaphrodit« nur in bezug auf das

Bewußtsein gebraucht! – Alle die Zustände, die wir während unserer Entwicklung erleben, sind *ausschließlich Bewußtseinszustände.* Und wenn wir auch das andere Geschlecht in uns bewußt gemacht haben, auch dann bleibt das ein rein *geistiger Zustand.* Der Körper hat damit nur insofern etwas zu tun, als er keine geschlechtlichen Wünsche mehr hat. Der Wunsch liegt nicht im Körper – wie schon gesagt hat eine Leiche keine sexuellen Wünsche –, sondern im Bewußtseinszustand des Menschen, solange er sich mit dem Körper identifiziert. Der Geist fällt bei der Zeugung in den Körper hinein, baut den Körper für sich auf seinem Ebenbild auf und macht ihn lebendig. Da die Materie isoliert und das Licht des Geistes nicht durchläßt, verliert der Geist sein geistiges Bewußtsein, wird ein Körperwesen und bildet sich ein, ein Körper zu sein. Die Folge ist, daß er seine Suche nach der verlorenen Einheit in den Körper projiziert und dadurch im Körper sexueller Drang entsteht. Denn die Drüsen sind belebt und arbeiten auch durch die Wirkung des Geistes, des Lebens. Wenn der Geist im Körper sein geistiges Bewußtsein wiedererlangt und er dessen bewußt wird, daß er Geist ist, dann wird er in seinem Bewußtsein ein *Ganzes,* und dann hört auch im Körper der sexuelle Drang auf. Das ist das Geheimnis, warum die im Geist, im wahren Wesen erwachten Menschen – also die Heiligen, Propheten, Sybillen und Gottmenschen – keine sexuellen Wünsche mehr haben, obwohl auch ihr Körper nur ein Geschlecht offenbart, und warum sie ohne krankhafte Verdrängung, ohne Unruhe, ohne Schwierigkeiten ein enthaltsames Leben führen. Um jedes Mißverständnis zu vermeiden, bemerken wir, daß diese erleuchteten Menschen dadurch, daß sie ein *»Ganzes«* geworden sind, *nicht* impotent wurden, mögen das unwissende Menschen noch so gerne behaupten. Die zum Ziel gelangten Menschen sind an der Quelle aller Potenz bewußt geworden, sie gebrauchen ihre Kräfte nach ihrem eigenen Willen, und die Tür zu jeder Offenbarung – also auch zu sexuellen Offenbarungen! – steht ihnen offen! Sie sind also nicht impotent, sondern ausgeglichene, harmonische, vollkommen ruhige und beherrschte Menschen. Jeder Mensch trägt in seinem Unbewußten diese Wahrheiten und diese Gesetze.

Wir suchen das Absolute! Wir können keine Kompromisse annehmen. – Und warum? – *Weil wir dieses »Absolute«, dieses »Ganze« schon in uns tragen, weil wir selbst es schon seit Urzeiten waren und sind!* Unser »ICH« ist rein Geist, und dieser kennt keinerlei Teilung, Trennung und Spaltung in die zwei Geschlechter! Wenn wir in unserem wahren Selbst bewußt geworden sind, fällt jede Geschlechtlichkeit von uns ab, wie von einer reifen Frucht die Schale, ebenso wie das Kind ohne Schmerz, ohne Opfer, mit Bleisoldaten zu spielen aufhört, wenn es erwachsen geworden ist. Und der Körper gehorcht uns, da die sexuelle Kraft die Drüsen nicht mehr reizt. Sie wird als schöpferische Kraft durch andere, durch höhere Zentren gebraucht. Jeder Mensch kann diese Tatsachen selbst erleben, wenn er auf diesem kürzesten Weg, der hier beschrieben wurde, vorwärtszukommen versucht!

Wir dürfen nie die Angst haben, GOTT nähme etwas von uns weg, ohne uns einen viel höheren Gegenwert zu geben. ER lebt in uns als unser innerstes Wesen, als unser wahres Selbst, ER will sich selbst in unserem irdischen Menschenwesen verwirklichen! Solange wir unbewußte Lebewesen sind, lebt GOTT in unserem unermeßlich großen, grenzenlosen *Unbewußten*. Und wenn wir in uns vollkommen bewußt geworden sind, lebt Gott in uns als unser eigenes, göttliches Ich.

»Wer Ohren hat, der höre, was der Geist sagt: Wer überwindet, dem will ich zu essen geben von den Früchten des Lebensbaumes, der im Paradies Gottes ist. Sei getreu bis an den Tod, so will ich dir die Krone des Lebens geben!« (Offb. Joh. 2, 7 und 10.)

ZUSAMMENFASSUNG

Versuchen wir, das bisher Gesagte zusammenzufassen, damit wir ein einheitliches Bild bekommen.

Es gibt nur eine schöpferische Energie – Logos –, die sich von ihrer niedrigsten Offenbarungsform, der sexuellen Kraft, bis zur allerhöchsten, geistig-göttlichen Kraft, bis zum Allbewußtsein durch die ganze Schöpfungsskala auf allen Stufen der großen Jakobsleiter, im Makrokosmos, im Weltall, wie im Mikrokosmos, im Menschen, offenbart.

Der Mensch besitzt in seinem Wesen die Fähigkeit, die schöpferische Kraft in allen ihren Formen, auf allen Stufen der Schöpfung bewußt zu offenbaren, da die schöpferische Kraft – Logos – sein eigenes, wahres Selbst ist und er in seinem Körper die den verschiedenen Energieformen entsprechenden ausstrahlungsfähigen Organe hat.

Das irdische Leben drängt den Menschen auch normalerweise dazu, sein Bewußtsein immer höher, auf immer geistigere Stufen zu heben, immer bewußter zu werden, bis er das göttliche Allbewußtsein erlangt. Das ist der Zweck seines Lebens, seiner Verkörperung. Dieser normale Ablauf dauert jedoch sehr lang, ist mühsam und voll Schmerzen und Leiden. Der Mensch trägt aber in sich, in seinem Körper ein Geheimnis. Wenn er sich darüber klargeworden ist, wird er den langen Weg des Bewußtwerdens sehr stark verkürzen und beschleunigen können, so daß er in einem einzigen Leben bis zum Ziel zu gelangen fähig ist. Das Geheimnis besteht darin, daß er, um das höchste Ziel zu erreichen, seine schon im Körper eingebauten, aber noch in einem latenten Zustand ruhenden höheren Nerven- und Gehirnzentren durch ein lebendiges Feuer viel schneller anheizen und aktivieren kann. Das lebendige Feuer ist seine eigene sexuelle Kraft. Diese Kraft ist das Bindeglied zwischen Geist und Materie, durch sie wird aus der Materie ein lebendiger Körper, weil sie dem Geist in die Materie hineinhilft. Ebenso aber gibt die sexuelle Kraft dem Geist die Möglichkeit, sich noch im Körper aus seinem körperlichen, abgestuften Bewußtsein wieder zurück zu GOTT, in das göttliche Allbewußtsein zu erheben. Die sexuelle Kraft trägt in sich die Möglichkeit der beschleunigten Entwicklung des menschlichen Bewußtseins zur Auferstehung, zur Unsterblichkeit bis zum göttlichen Allbewußsein. Die sexuelle Kraft selbst wandelt sich im Menschen um in schöpferisch-geistige Kraft, und diese Umwandlung erlebt der Mensch in sich als sich fortgesetzt steigernde, rein geistige Bewußtseinszustände. Er wird immer wacher, immer lebendiger immer bewußter. Er wird vollkommen geistesgegenwärtig! Gleichzeitig entwickeln sich in ihm höhere, geistig-magische Fähigkeiten.

Das Geheimnis der sexuellen Kraft ist also, daß sie nicht nur die Fähigkeit besitzt, neue Generationen zu zeugen, sondern daß sie eine zweite, für den Menschen noch viel wichtigere Funktion hat: das Bewußtsein des Menschen auf der großen Bewußtseins-Jakobsleiter stufenweise höher, bis zu Gott zu führen. Dadurch verwandelt sich die sexuelle Kraft, die das schöpferische Prinzip – Logos – selbst ist, in ihren ursprünglichen Urzustand. Diese Umwandlung der schöpferischen Energie, von ihrer niedrigsten Form, der sexuellen Kraft, bis zu ihrer allerhöchsten Form, bis zur geistig-göttlichen Lebensenergie, kann der Mensch mit Hilfe der sexuellen Kraft bewußt beschleunigen, denn nur die sexuelle Kraft kann dem Menschen dazu helfen, die Widerstandskraft der noch in einem latenten Zustand ruhenden höheren Nerven- und Gehirnzentren so hoch zu steigern, daß sie die höchsten Frequenzen des göttlichen Selbstbewußtseins ohne Schaden tragen können.

Die niedrigste Form der schöpferischen Kraft – genannt die sexuelle Kraft – erlebt der Mensch in sich als einen unbewußten, körperlich-sexuellen Entladungsdrang; auf der allerhöchsten Stufe als einen rein geistigen Zustand, als göttlich-universelle Liebe und als göttliches *Allbewußtsein* – als Ich bin.

Von der niedrigsten Stufe, auf welcher der Mensch noch ein Tier plus Verstand ist, bis zur höchsten, göttlich-geistigen Stufe, bis zum Allbewußtsein beschreitet der Mensch die sieben Stufen der Bewußtseins-Jakobsleiter. Diese sind:

Erste Stufe: Der Mensch ist noch ein unbewußtes Wesen, den das Schicksal blind herumtreibt. Sein sexuelles Leben ist ein tierischer, wahlloser Entladungsdrang.

Zweite Stufe: Erstes, dämmerndes Bewußtwerden, erstes Erwachen. Im sexuellen Leben Suche nach einem körperlich passenden Partner, schon mit Auswahl verbunden.

Dritte Stufe: Bewußtwerden im Gefühlsleben. Suche nach einer gefühlsmäßig passenden Arbeit und im sexuellen Leben nach einem seelisch und gefühlsmäßig, aber auch körperlich passenden Partner. Drang und Sehnsucht nach einer Familieneinheit.

Vierte Stufe: Bewußtwerden auf der Mentalebene, Wissensdurst, Drang zu studieren, Suche nach einer geistigen Beschäftigung und nach einem geistigen Beruf. Im sexuellen Leben Suche nach einem in jeder Hinsicht passenden, intelligenten, verständnisvollen Partner, der aus Liebe geheiratet wird.

Fünfte Stufe: Erwachen der magischen, suggestiven Kräfte, dementsprechend schöpferische Tätigkeit und überlegene, suggestive Wirkung auf die Mitmenschen. Selbstbeherrschung und Beherrschung des Schicksals. Suche nach der Verkörperung der im Unbewußten weilenden Ergänzung, nach dem geistig-seelisch und körperlich passenden Liebespartner. Vollkommenes Freisein von allen vom Menschen geschaffenen bürgerlichen Vorschriften und Gesetzen, dagegen eine moralisch hochstehende Lebensauffassung und eine moralisch hochstehende Lebensweise *aus innerem Drang,* nach *inneren, göttlichen Gewissensgesetzen.*

Sechste Stufe: Universelle Liebe, prophetische, priesterliche Berufung, rein geistige Offenbarungen als ein *Ganzes.* Eine geistige Einheit – mystische Hochzeit – mit dem eigenen höheren SELBST, mit der ganzen lebenden Welt.

Siebte Stufe: Allbewußtsein, unio mystica – das Bewußtsein des Menschen vereinigt sich mit seinem wahren Wesen – das Lamm und das neue Jerusalem sind eins geworden. Bewußtwerden im Wesen, in GOTT: *»Ich und der Vater, wir sind eins.«*

In *einem* Menschenleben kann der Mensch alle diese Stufen – von der niedrigsten bis zur höchsten – nicht durchschreiten. Denn die Nerven des Menschen könnten den riesigen Spannungsunterschied zwischen den niedrigsten und höchsten Bewußtseinszuständen nicht ertragen, obwohl sie ungeahnte Elastizität besitzen. Die niedrigeren Stufen zu durchschreiten, um den Widerstand der Nerven stufenweise zu steigern, dazu braucht der Mensch sehr viel Zeit; dazu muß er oft reinkarnieren. Aber von der mittleren, auf der er schon erwacht ist und bewußt vorwärtskommen will, bis zur höchsten Stufe, ist er imstande, sich in einem einzigen Menschenleben zu entwickeln. Diese Stufe kann er mit Hilfe der in seinem Körper vorhandenen sexuellen Kraft in beschleunigtem Tempo, in viel kürzerer Zeit erreichen, als wenn er sich mit der Natur entwickelt. Sobald er die sexuelle Kraft nicht mehr ausgibt, sondern sie als lebendiges Heizmaterial für sich behält, um seine noch in latentem Zustand ruhenden Nerven- und Gehirnzentren stufenweise anzuheizen und zu aktivieren, erlangt er die Herrschaft über die geistig-magischen Kräfte und erreicht das Ziel seines Lebens, das Allbewußtsein in Gott.

Zu diesem Ziel helfen ihm auf dem verkürzten Weg die Jahrtausende alten und bewußt ausgeführten entsprechenden Yoga-Übungen und die nicht ausgegebene, sondern als inneres Heizmaterial verwendete sexuelle Kraft.

»Stricke des Todes hatten mich umfangen, und Angst der Hölle hatte mich getroffen; ich kam in Jammer und Not.

In der Angst rief ich den Herrn an, und der Herr erhörte mich und tröstete mich. Der Herr ist mit mir, darum fürchte ich mich nicht. Der Herr ist meine Macht und ist mein Heil.

Sei nun wieder zufrieden, meine Seele, denn der Herr tut dir Gutes.

Denn Du hast meine Seele aus dem Tode gerissen, mein Auge von den Tränen, meinen Fuß vom Gleiten.

Unsere Seele ist entronnen, wie ein Vogel dem Strick des Voglers, der Strick ist zerrissen, und wir sind frei.

Ich werde wandeln vor dem Herrn im Lande der Lebenden!»

(Psalm 116–124.)

»OM«

WEITERE WERKE
VON ELISABETH HAICH
UND SELVARAJAN YESUDIAN

SELVARAJAN YESUDIAN + ELISABETH HAICH: **SPORT + YOGA**
28. Auflage, mit 74 Bildern, 282 Seiten, Großformat, Leinenband

SPORT, ein Begriff und eine Tätigkeit des Westens, bedarf zu seiner Vervollkommnung und Vertiefung der Lebenskunst des Ostens, des YOGA. Der Inder Selvarajan Yesudian hat die Segnungen des Yoga erlebt und wurde von einem Meister herangebildet.

SELVARAJAN YESUDIAN: **HATHA-YOGA-ÜBUNGSBUCH**
3. Auflage, 224 Seiten, 121 Zeichnungen, Leinenband

Yesudian gab im Buch „Sport + Yoga“ die einfach-klassischen Hatha-Yoga-Übungen, die ein jeder Mensch, ob alt oder jung, ob gesund oder krank, mit viel Erfolg und ohne Gefahr ausführen konnte. Viele Schüler üben diese Übungen seit Jahren, so daß es notwendig wurde, weitere Übungen zusammenzustellen, die den Körper noch belebter und bewußter machen.

SELVARAJAN YESUDIAN: **SELBSTERZIEHUNG DURCH YOGA**
3. Auflage, 240 Seiten, 15 Illustrationen, Leinen

In einem weit gespannten Rahmen sind praktische Anweisungen, sinnvolle Legenden und mancherlei Fragen eingefügt, die in Hunderten von Briefen an die Verfasser unserer Yoga-Werke gestellt und im allgemeinen Interesse in diesem Buch eingehend beantwortet werden.

YESUDIAN-HAICH: **RAJA-YOGA · Yoga in den zwei Welten**
4. Auflage, 224 Seiten, Leinen

Die vier Abschnitte des Werkes behandeln: Was ist Yoga? — Weg des Ostens — Weg des Westens — Die zwei Wege begegnen sich — Große Schau und Zielsetzung.

YESUDIAN-HAICH: **YOGA IM HEUTIGEN LEBENSKAMPF**
60 Seiten, kartoniert

Anregung zu froher Lebensmeisterung. Einiges über Magie.

YESUDIAN-HAICH: **YOGA UND SCHICKSAL**
3 Vorträge, 60 Seiten, kartoniert

Wie man ein Yogi wird — Yoga und Selbstheilung.

FRANZ KRABICHLER: **YOGA IM LEHNSTUHL**
mit 100 Übungsfotos

2. Auflage, 168 Seiten, Leinenkarton

FRANZ KRABICHLER: **ERLEBE DICH SELBST DURCH YOGA**
mit 22 Zeichnungen

2. Auflage, 160 Seiten, gebunden